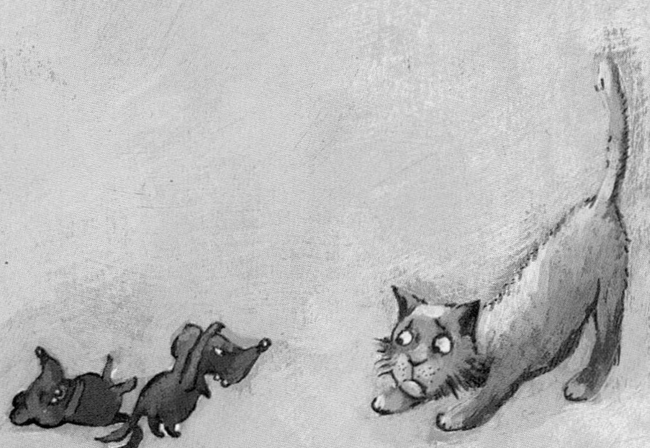

Christa Zeuch

Mutgeschichten für 3 Minuten

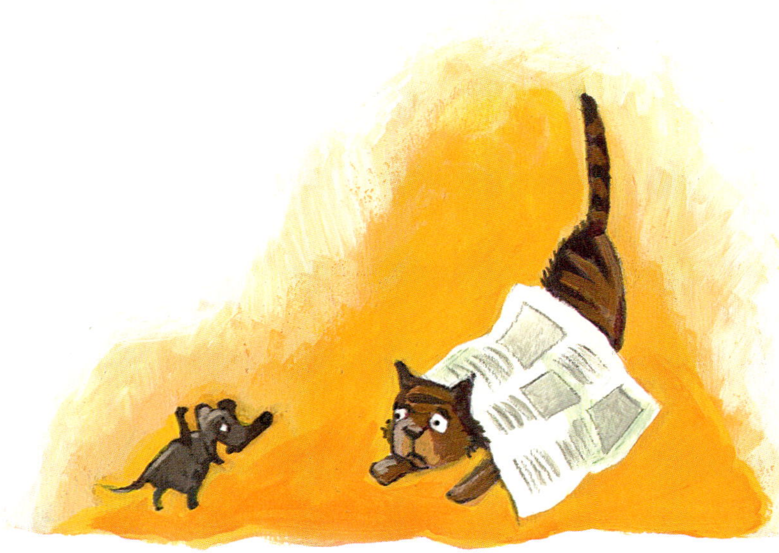

Christa Zeuch

ist in Berlin geboren und lebt heute mit ihrem Mann in Bonn-Bad Godesberg. Sie hat zwei erwachsene Kinder und drei Enkelkinder. Über 40 Bücher hat sie bereits veröffentlicht. Und wenn sie gerade nicht schreibt, vagabundiert sie mit ihrer Gitarre Franziska unverdrossen durch Schulen und Büchereien, um Kindern Spaß am Lesen und kreativen Umgang mit Sprache zu vermitteln.

Iris Hardt,

1971 in Essen geboren, studierte in Münster Illustration. Dort arbeitet sie heute für verschiedene Schul- und Kinderbuchverlage in einem Gemeinschaftsatelier.

Christa Zeuch

Mutgeschichten für 3 Minuten

Mit farbigen Bildern von
Iris Hardt

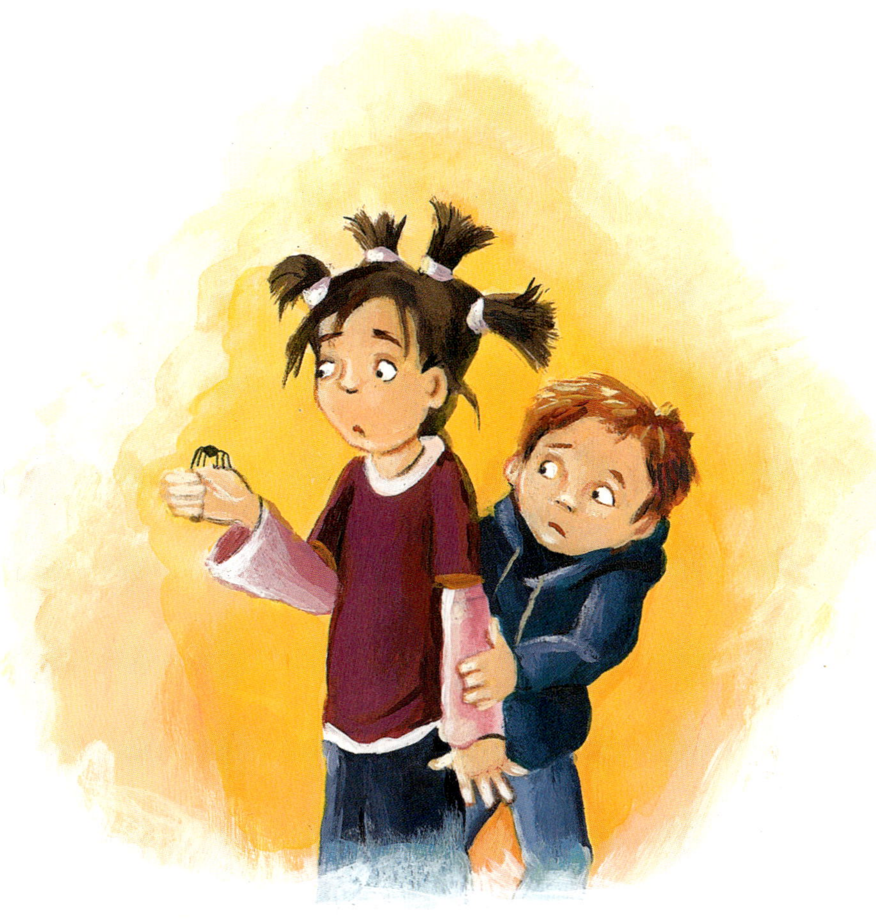

EDITION BÜCHERBÄR

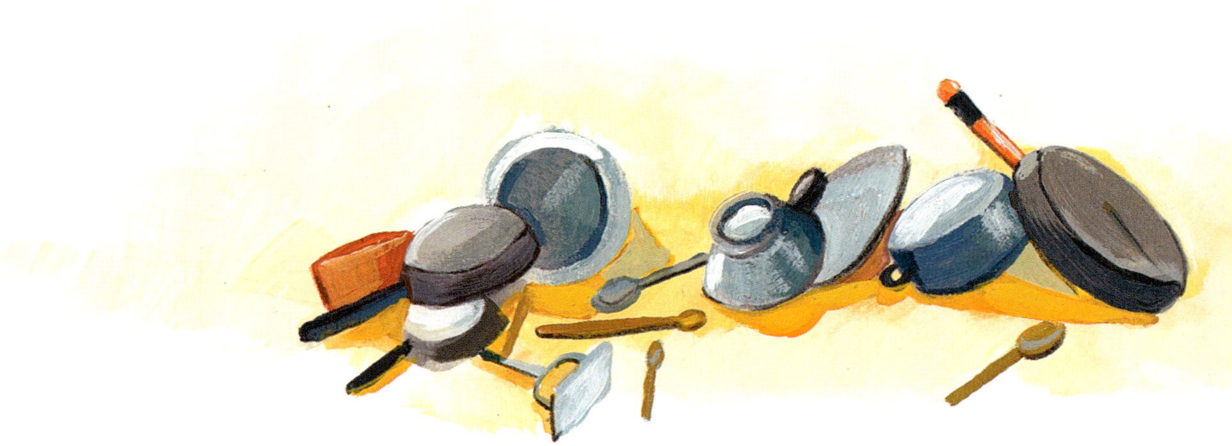

In neuer Rechtschreibung

1. Auflage 2004

Einband und Illustration: Iris Hardt
Gesamtherstellung: Westermann Druck Braunschweig GmbH
ISBN 3-401-08442-9

Inhalt

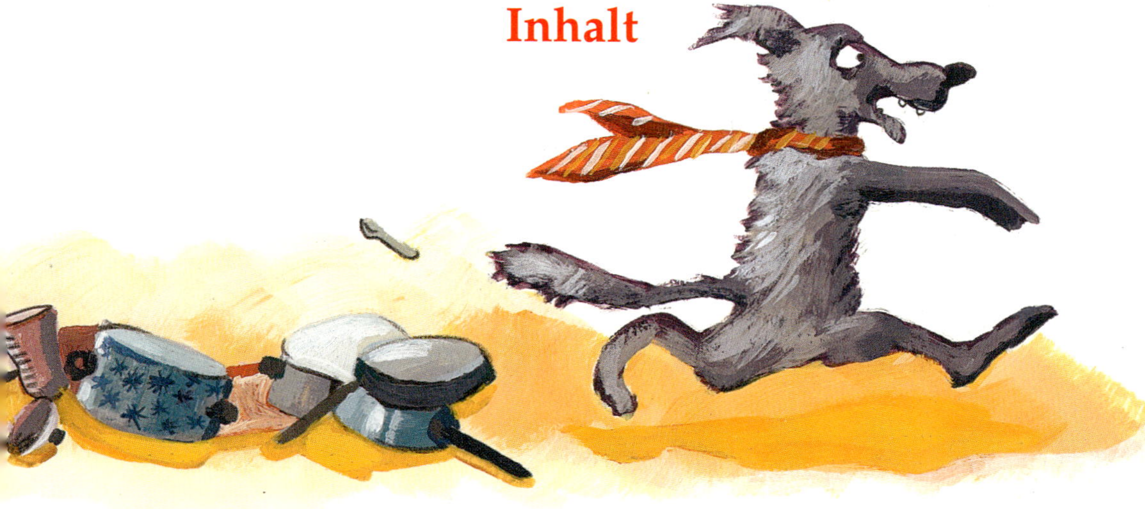

Das Feuerwerk der Riesen

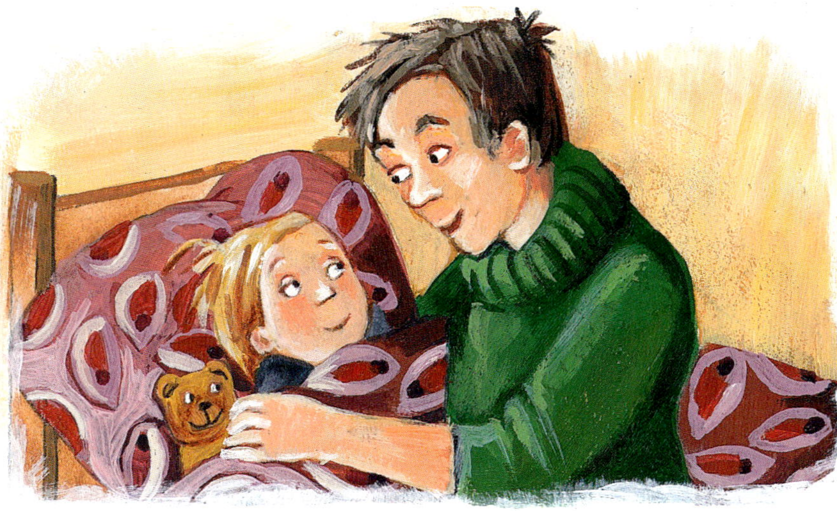

Draußen ist es dunkel. Ab und zu flammt der Himmel hell auf. Und danach donnert es, als ratterten zehn alte Eisenbahnen dort oben lang.
Lilian hat schreckliche Angst vor dem Gewitter. Am liebsten würde sie sich in ein Mauseloch verkriechen. Aber da passt sie ja nicht rein.
Nur gut, dass Papa bei ihr am Bett sitzt. Er hält sie fest in seinen kuscheligen Pulloverarmen.
Da! Wieder zuckt so ein greller Feuerzacken über den Nachthimmel. Lilian drückt ihr Gesicht entsetzt in Papas Pulli. Und dann kracht es auch schon, als würde die ganze Welt zusammenstürzen.
»He, du kleiner Angsthase«, sagt Papa und schaukelt Lilian. »In unser Haus schlägt kein Blitz ein, wir haben einen

Blitzableiter. Blitze suchen sich lieber was Höheres aus, wenn sie wirklich mal einschlagen wollen.«
»Den Kirchturm?«, fragt Lilian.
»Nö, den wollen die Blitze auch nicht. Da sitzt ja der freche Wetterhahn drauf. Der jagt sie in die Erde zu den Regenwürmern.«

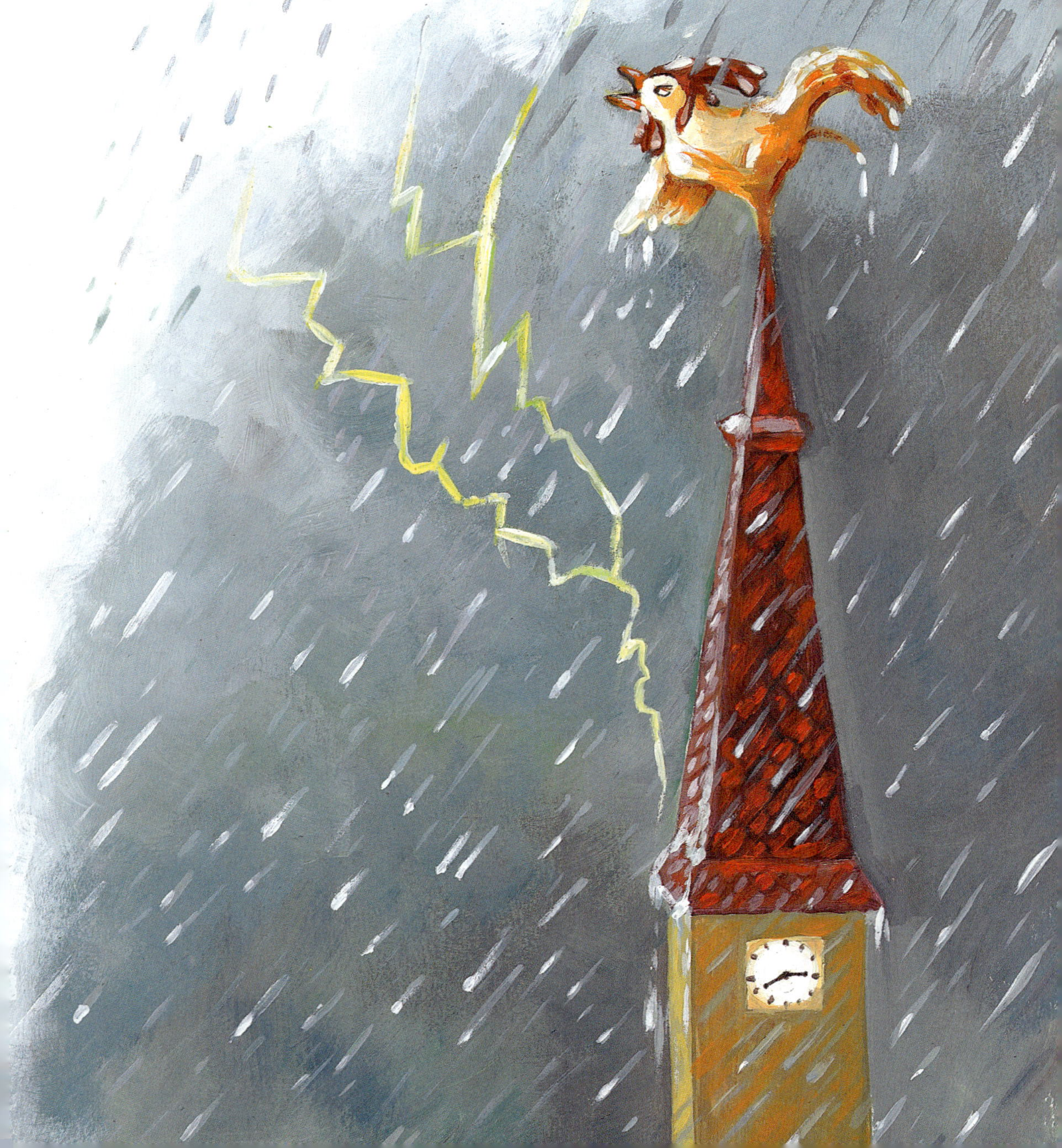

Ob Papa Quatsch macht?, denkt Lilian.
»Was suchen sich die Blitze denn am liebsten aus?«, will sie wissen.
»Ach, nur manchmal einen hohen Baum ganz weit weg«, erklärt Papa.
Beim nächsten Leuchtblitz traut sich Lilian zum Fenster zu blinzeln. Gleich darauf hält sie sich die Ohren zu, so mächtig rumpelt es.
»Aber wenn mal ein Blitz auf einen Stern springt?«, fragt sie.
»Oho, das gibt eine phantastische Sternschnuppe«, sagt Papa. »Und jetzt verrate ich dir mal, warum es so blitzt und donnert. Hinter dem Jochberg leben nämlich drei Riesen: Dick, Pick und Nick. Dick hat heute Geburtstag. Am Nachmittag hat Nick gesagt: ›Dick, wir haben eine Überraschung für dich. Pass mal heute Abend gut auf.‹«

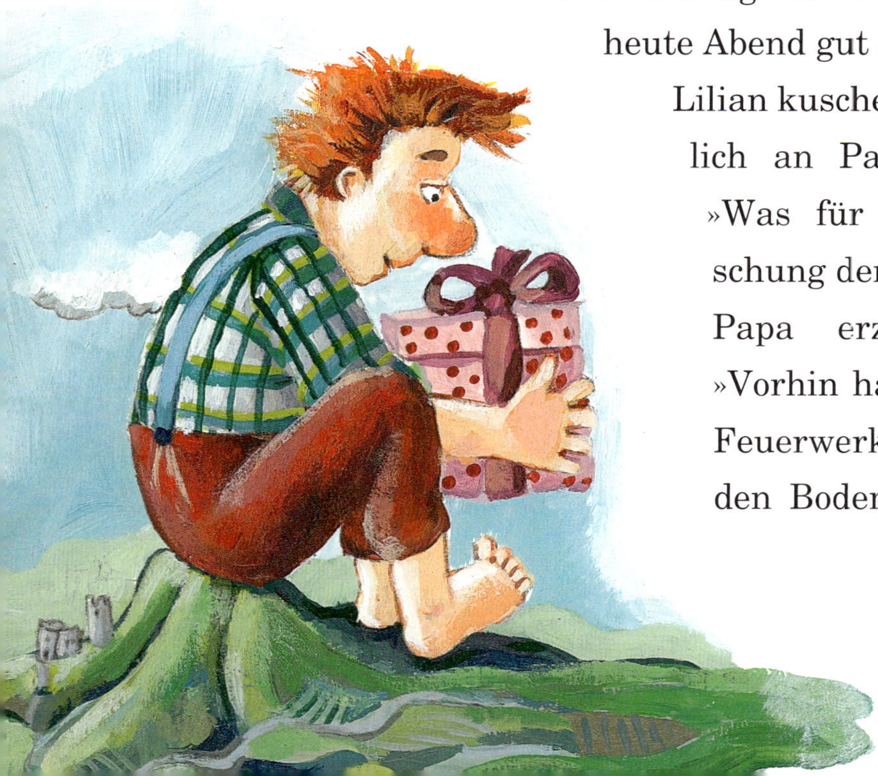

Lilian kuschelt sich gemütlich an Papas Pullover. »Was für eine Überraschung denn?«
Papa erzählt weiter: »Vorhin hat Nick lauter Feuerwerkskörper in den Boden gesteckt, ei-

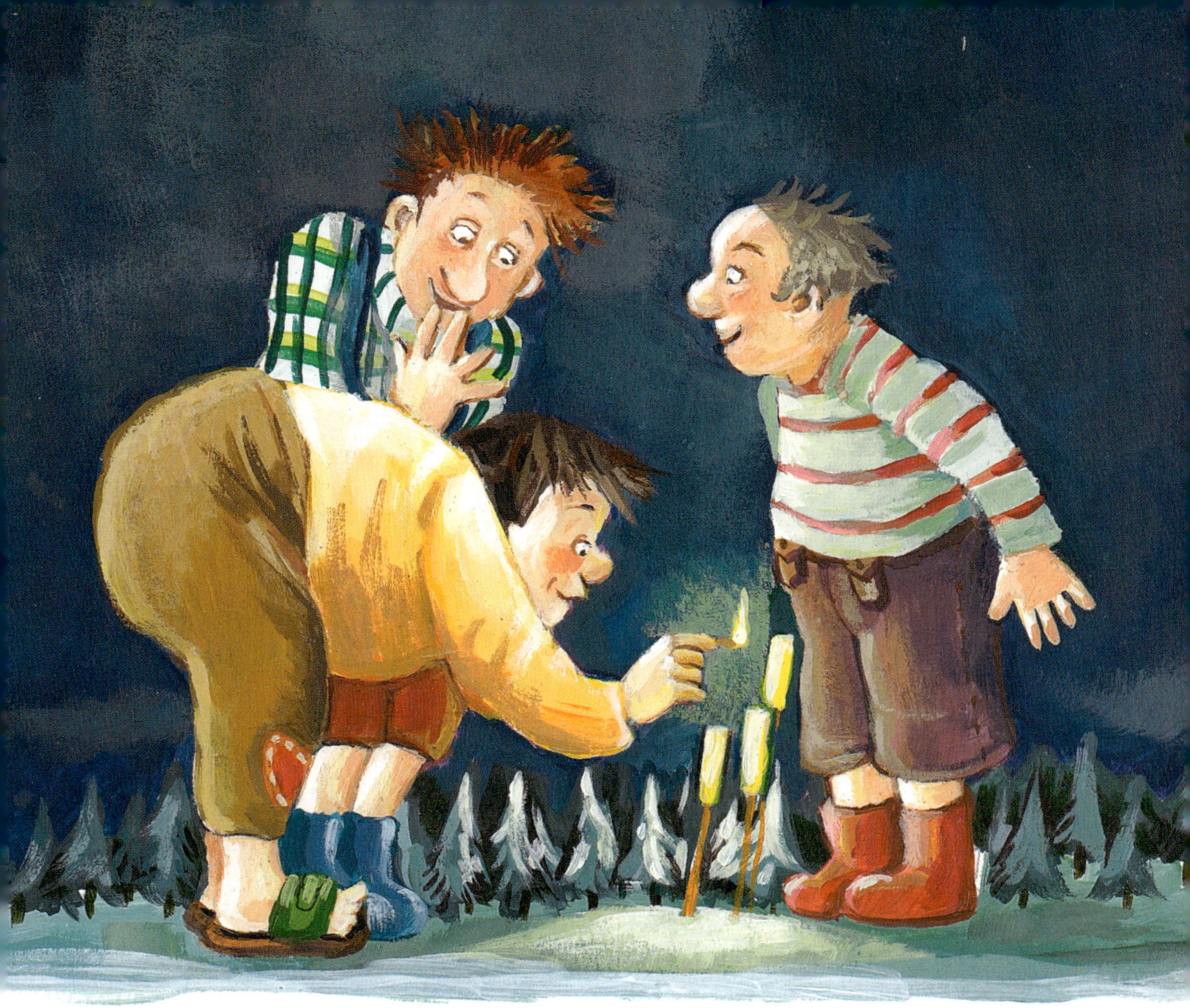

nen neben den anderen. Dann hat Pick eine riesige Streichholzschachtel aus der Hosentasche gezogen.«

»Warum denn, Papa?«

»Das wollte Dick auch wissen. ›Wirst du gleich sehen‹, hat Pick gesagt. Er hat ein Streichholz angezündet und an einen Feuerwerkskörper gehalten. Tschuuuuiiii! Wie der Blitz ist er in die Luft gesaust und hat den ganzen Himmel hell gemacht.«

»Hat sich Dick da gefreut?«

»Klar, und wie! ›Tolle Überraschung!‹, hat er geschrien.«
Lilian hüpft aus dem Bett und tappt barfuß ans Fenster.
»Guck mal, Papa, das Feuerwerk hat noch gar nicht aufgehört!«
»Stimmt,« sagt Papa. »Dick brüllt ja auch andauernd: ›Noch eine Rakete! Noch eine! Das ist das schönste Feuerwerk der ganzen Welt!‹«
»Da leuchtet schon wieder eine!«, ruft Lilian aufgeregt.
»Boh, macht die einen Riesenkrach!«
»Kein Wunder«, sagt Papa. »Riesen sind baumlange Kerle. Die brauchen alles eine Nummer größer und lauter als wir.«
Nach einer Weile seufzt Lilian. »Schade, gleich hören sie auf.« Sie krabbelt zurück unter ihre Bettdecke. Bald hört sie die Geburtstags-Riesen nur noch wie aus weiter Ferne, rum, pum, pum, leiser und leiser und leiser.

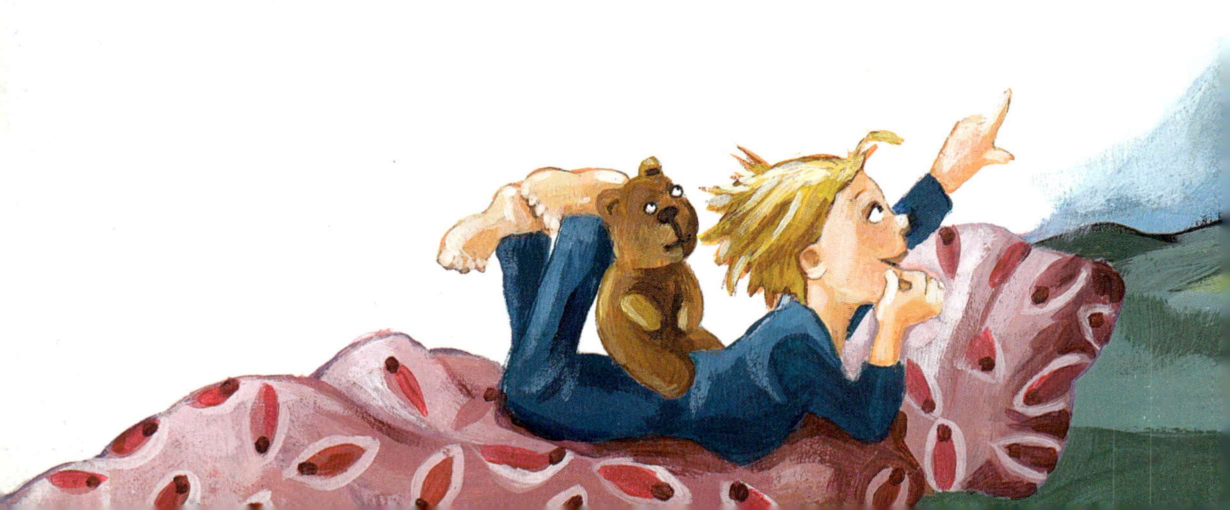

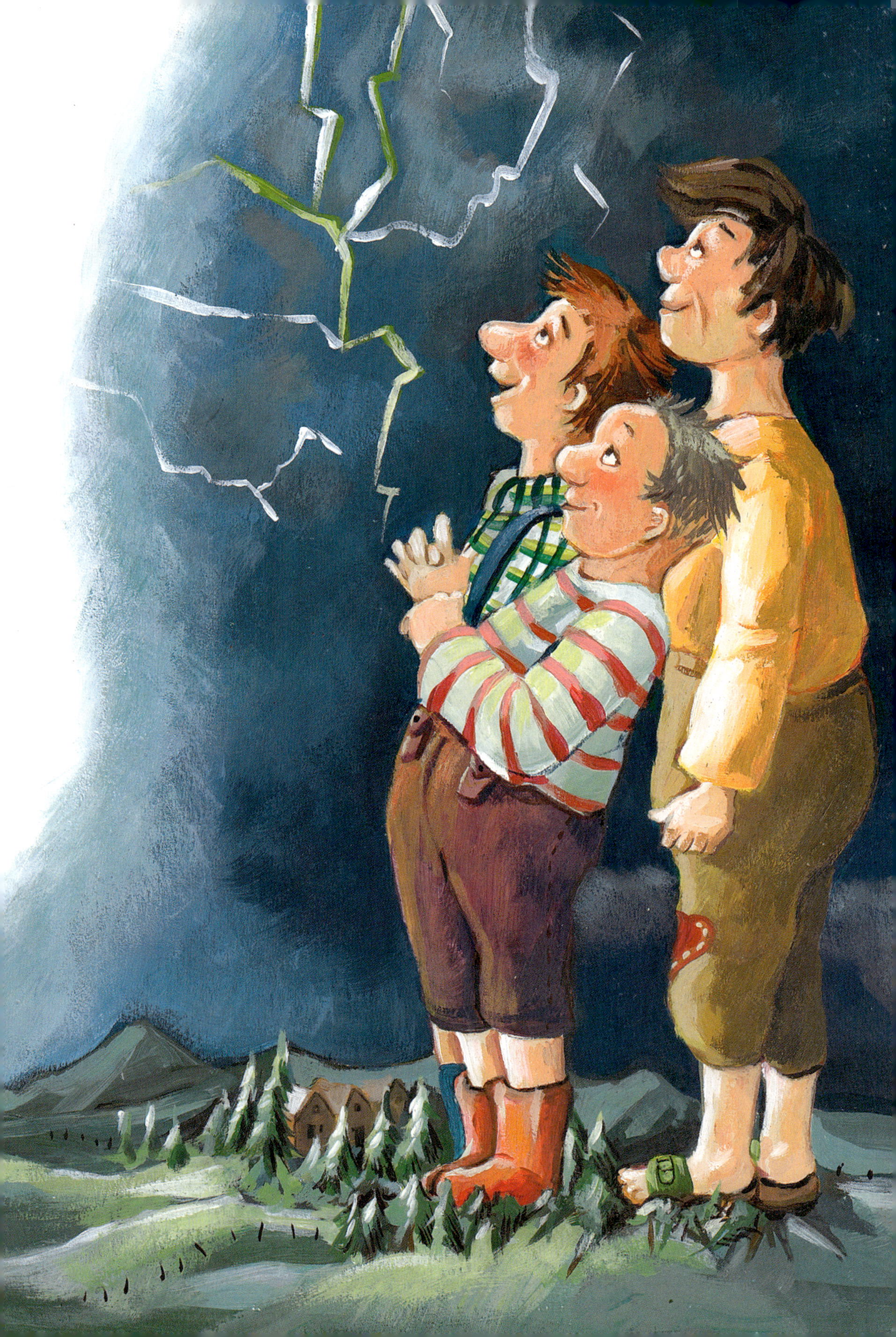

»Das sind jetzt nur noch ihre Stiefel«, flüstert Papa. »Damit stapfen Nick, Pick und Dick über den Jochberg nach Hause.«

Aber Lilian hört überhaupt nichts mehr. Denn sie ist schon längst eingeschlafen.

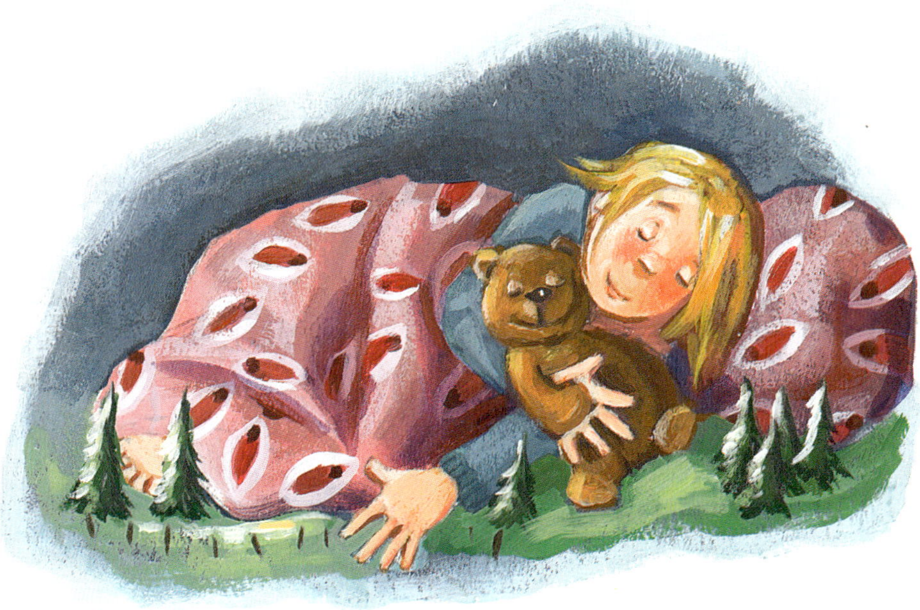

Lenas Zauberkugeln

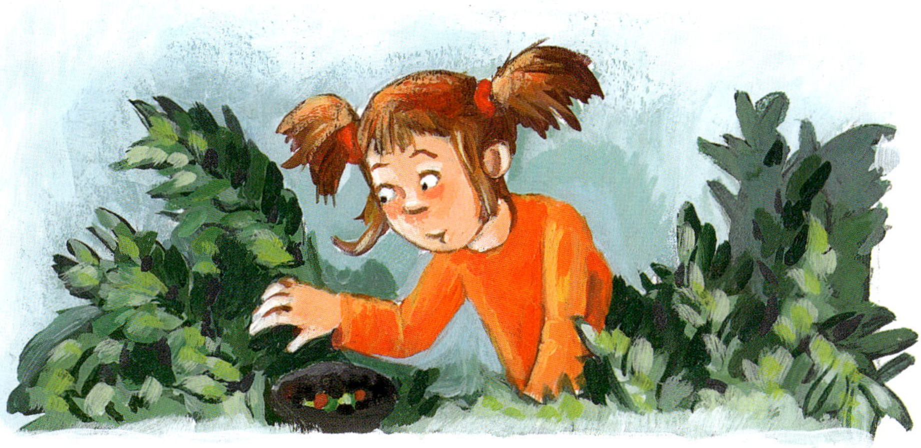

Auf dem Weg hinter dem Garten findet Lena einen kostbaren Schatz. Er glitzert und funkelt in der Sonne. Lena trägt ihn ins Badezimmer: Es sind fünf bunt getupfte Glaskugeln. Die wäscht sie mit viel Seifenschaum ab und poliert sie danach mit Klopapier blitzblank.

»Jonas, guck mal, was ich Tolles gefunden habe!« Stolz zeigt sie ihrem großen Bruder die Kugeln auf ihrer Hand.

Jonas grapscht danach. »Gib her, die hab *ich* verloren.«

»Stimmt ja gar nicht.« Lena macht rasch eine Faust und versteckt sie hinterm Rücken. »Du hast noch nie welche gehabt. Sind außerdem Zauberkugeln.«

»Haha!« Jonas stupst Lena. »Klicker sind das, du Blödziege!«
Klicker? Blödziege? In Lenas Hals drückt es plötzlich, als steckte ein Bonbon drin. Gleich muss sie weinen.
»Heul doch, heul doch!«, verspottet Jonas sie.
Da heult Lena los. Erst leise, dann immer schriller wie eine Sirene.
Sofort kommt Mama ins Kinderzimmer gefegt. »Lena, was hat Jonas dir getan?«
Sie schluchzt. »Er will mei-mei-mein Gef-f-f-fundenes haben.«
Mama guckt, als hätte Lena ihr ein schweres Rätsel aufgegeben.
»Sie kann mir ja auch ruhig welche abgeben«, mault Jonas.
»Wovon?«, fragt Mama.
»Von ihren zehnmal blöden Klickern.«
»So, so!« Mama verkneift sich das Lachen. »Du willst also zehnmal blöde Klicker haben?« Und zu Lena sagt sie: »Zeig sie mir mal.«
Langsam öffnet Lena ihre Hand. »Sind doch Zauberkugeln«, schnieft sie.
Jonas tippt dreimal an seine Stirn. »Piep, piep, piep!«
Aber Mama streichelt Lenas Haar. »Natürlich sind es Zauberkugeln, Lenchen. Und weil *du* sie gefunden hast,

gehören sie dir allein. Leg sie heute Nacht unter dein Kopfkissen. Dann träumst du ein wunderschönes Geheimnis.«

Abends, als Lena ins Bett geht, steckt sie die Zauberkugeln unter ihr Kuschelkissen.

Am nächsten Morgen klopft Mama an Lenas Tür. »Aufstehen, Lenchen, das Frühstück ist fertig!«

Lena gähnt. Was hat sie geträumt? Ihr fällt nichts ein.

Sie springt in ihre Tigerpantoffeln und schlittert zu Mama in die Küche.

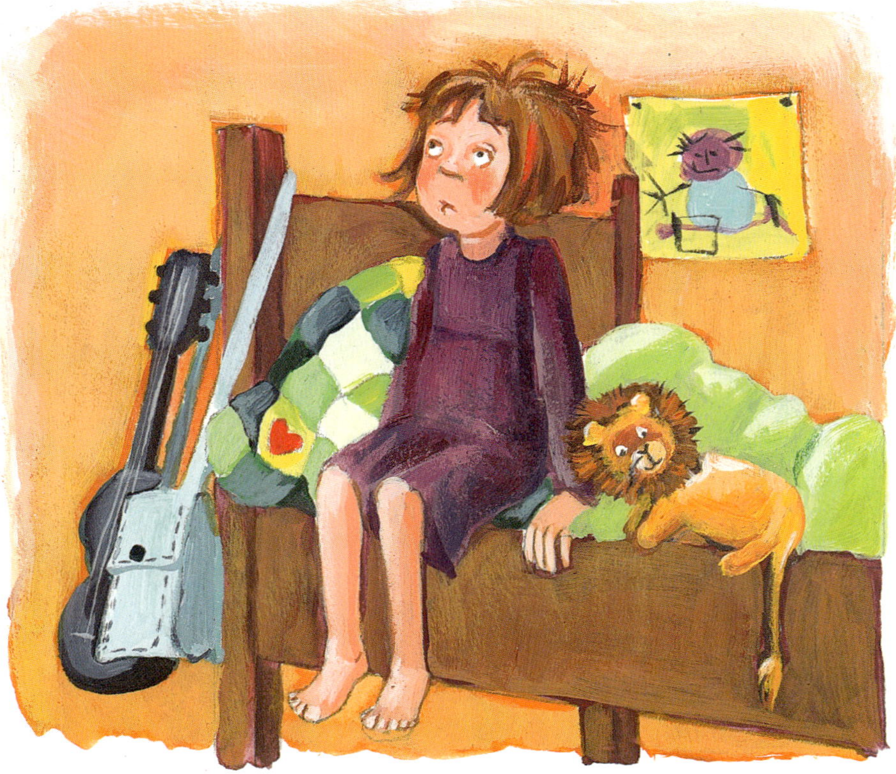

Dort sitzt Jonas schon am Tisch und futtert seine Müsliriegel auf, die eigentlich für die Schule sein sollen.
»Mama!«, sagt Lena enttäuscht. »Ich hab kein Geheimnis geträumt!«
Da grinst Jonas wie Ernie. »Kannst du auch nicht. Die Klicker hab ich dir geklaut, als du geschlafen hast.«
Bei Lena geht gleich wieder die Heulsirene los.
»Jonas!«, schimpft Mama. »Gib sie Lena zurück, sonst setzt es was!«

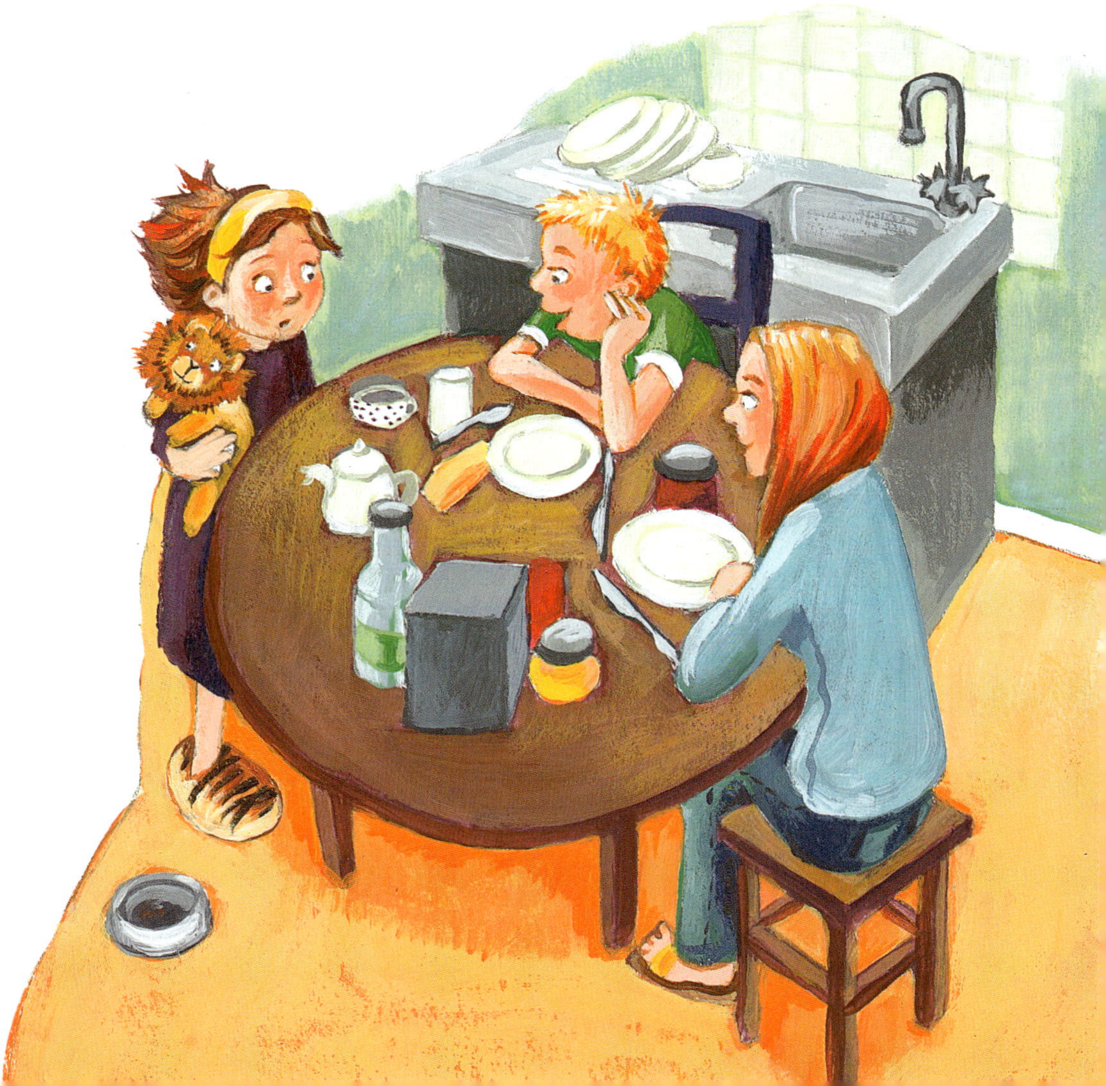

Jonas wurstelt die Kugeln aus seiner Hosentasche und knallt sie neben Lenas Pünktchentasse. Sie hüpfen über die Tischkante auf den Fußboden.
»Die hebst du sofort auf!«, befiehlt Mama wütend.
Lena kaut traurig ihr Honigbrot. Am liebsten würde sie ihren Bruder mal kräftig verhauen. Aber das traut sie sich nicht. Jonas kann noch viel stärker hauen.
Plötzlich hat Lena eine Idee ohne verhauen. Genau! Das wird sie ab jetzt machen! Sie wird sich überhaupt nicht mehr über Jonas ärgern. Da kann der noch so fies sein. Dann ärgert sich Jonas bestimmt selber!
Sie will gerade ihre beiden Müsliriegel in den Kindergarten-Rucksack schieben, da streckt Jonas seine Hand danach aus.
»Gibst du mir noch einen ab?«
»Nö«, antwortet Lena.
»Geizhals«, zischt Jonas.
»Selber«, sagt Lena.
»Dann kriegst du auch nie mehr meine Kater-Karlo-Kassette«, sagt Jonas.
»Die ist sowieso doof«, sagt Lena.
»Meinen Metallroller erst recht nicht«, sagt Jonas.
»Der ist auch doof«, sagt Lena.

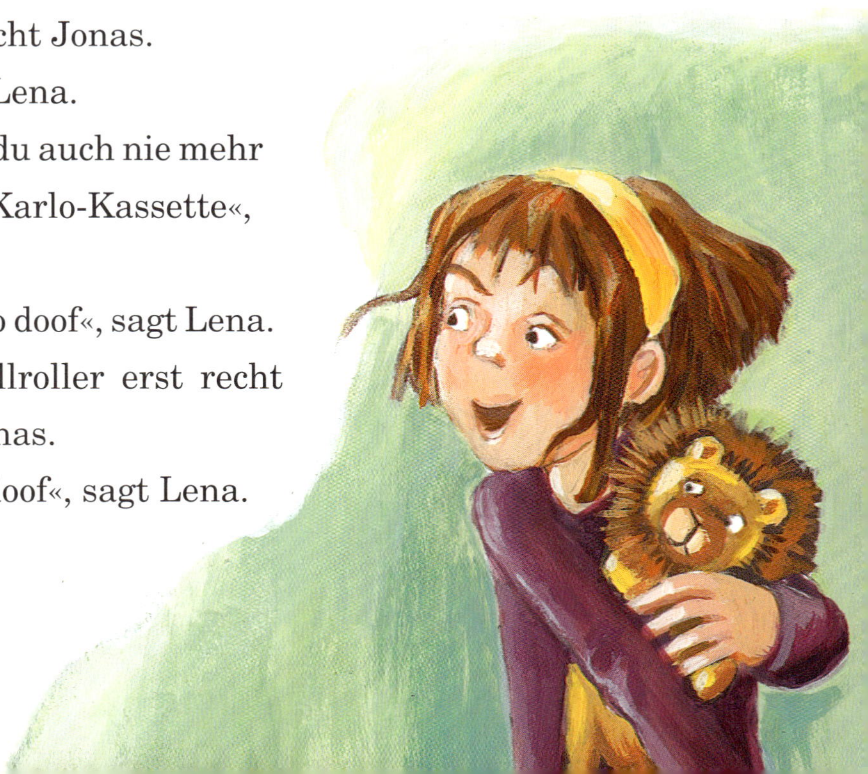

»Du hast wohl die Doof-Krankheit?«, fragt Jonas. »Boh, du bist echt doof!«
»Weiß ich doch schon längst«, antwortet Lena und lacht.
»Tschü-hüss, Mama, ich gehe jetzt.«
Stolz marschiert sie an ihrem Bruder vorbei. Dabei hebt sie die Nase ganz hoch. Und in ihrer Hand lässt sie extra die Zauberkugeln klickern. Heute Nacht probiert sie es noch einmal mit dem Geheimnis-Träumen.
Und Jonas? Dem fällt nichts Fieses mehr ein. Er starrt Lena nur nach wie der Frosch vom Ernie.

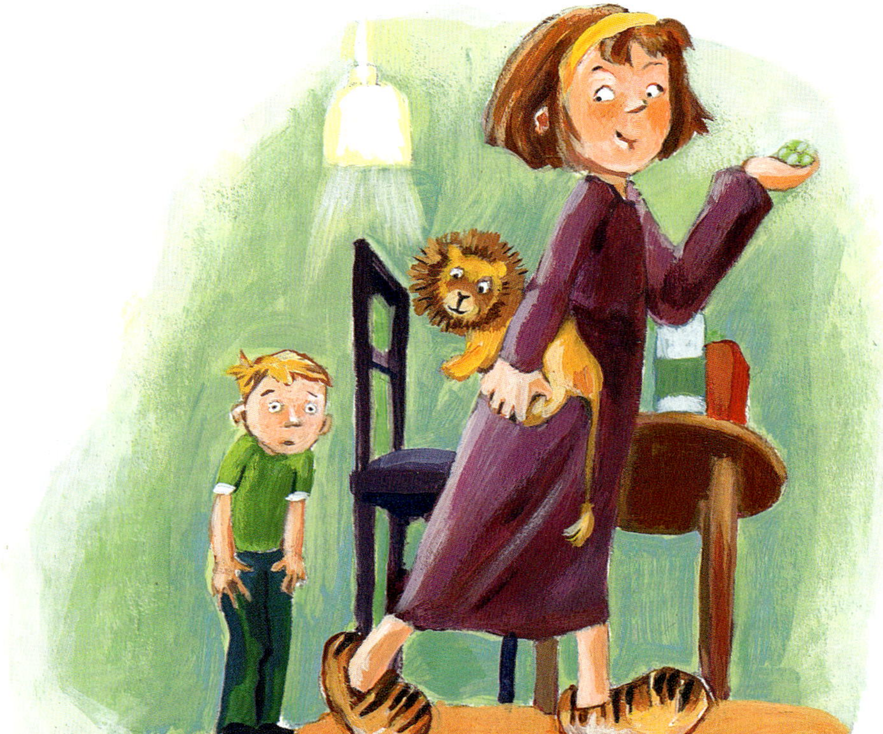

Der kleine Bär Ich-trau-mich-nicht

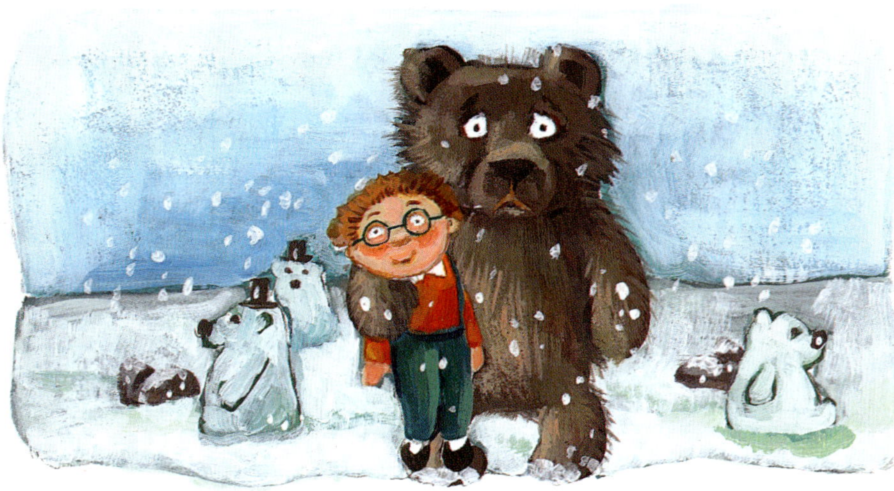

Der kleine Brummbär hielt Mutter Bärs Hand ganz fest. Langsam stapfte er mit ihr durch den Schnee. Den Karli drückte er an seinen Bauch. Karli war sein Schmusemensch. Mit Karli fühlte sich der kleine Brummbär viel mutiger. Na ja, jedenfalls ein winziges bisschen.

»He, kleiner Brummbär!«, mahnte Mutter Bär. »Lass dich nicht so ziehen! Oder wollen wir gleich am ersten Tag zu spät kommen?«

Als sie um die Ecke bogen, ließ sich der kleine Brummbär aber noch viel mehr ziehen. Denn am Ende des Wegs sah er die Bärenhöhle. Und in der Bärenhöhle war der Bären-Kindergarten.

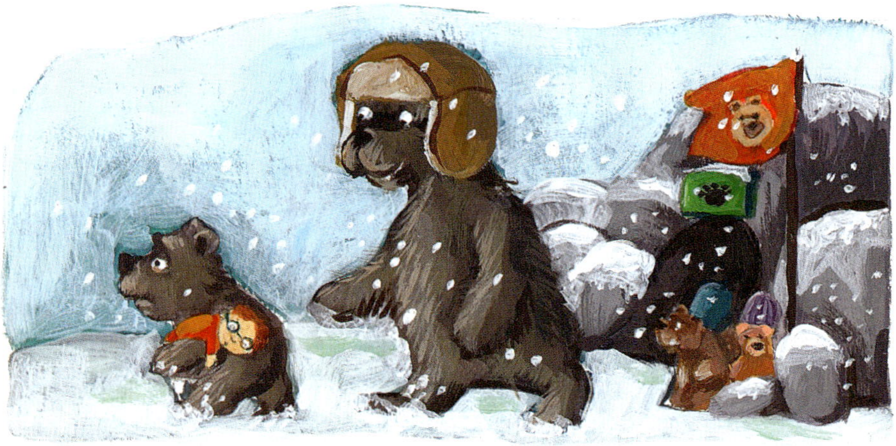

Dort hin sollte der kleine Brummbär heute zum ersten Mal gehen. Zu ganz vielen, ganz fremden Bärenkindern! Vielleicht waren die alle gemein zu ihm? Vielleicht lachten sie ihn aus: »Hallo, dein runder Brummbärenbauch sieht ja aus wie ein braunes Sofakissen! Und was schleppst du für eine schlumpelige Menschenpuppe mit? Die hat ja eine ganz abgelutschte Nase!«
»So, da sind wir«, sagte Mutter Bär und blieb vor der Bärenhöhle stehen.
Vor lauter Herzklopfen ließ der kleine Brummbär ihre Pfote los.
»Ich trau mich nicht rein«, hauchte er ängstlich.
»Ach was«, sagte Mutter Bär. »Die Kinder beißen dich nicht. Also komm!«
Der kleine Brummbär schüttelte den Kopf. »Ich trau mich nicht.«

Mutter Bär zottelte lieb an seinen Ohren: »Du sagst einfach zu den anderen Bären: ›Hallo, guten Tag, ich bin der kleine Brummbär. Und das hier ist Karli, mein Schmusemensch.‹«

Aber der kleine Brummbär fing an zu schluchzen: »I-i-ch trau-au-au mich aber ni-hi-hicht.« Und den Karli zerquetschte er dabei fast an seinem Brummbärenbauch.

»Nanu«, sagte Mutter Bär und hob ihn auf ihren Arm. »Du bist wohl gar nicht mein kleiner Brummbär? Ich glaube, du bist der kleine Ich-trau-mich-nicht. Sieh mal, da kommt ja *noch* ein neues Kindergartenkind.«

Der kleine Brummbär blinzelte auf den Weg. Ein Bärenmädchen und seine kugelrunde Bärenmama kamen durch den Schnee getappt. Das Bärenmädchen hielt auch einen Schmusemenschen im Arm. Und ließ sich auch von seiner Mama ziehen. Und weinte auch Tränen!

»Na, was bist du nun?«, fragte Mutter Bär. »Der kleine Ich-trau-mich-nicht? Oder vielleicht doch mein kleiner Brummbär?«

Der kleine Brummbär schniefte laut und wischte

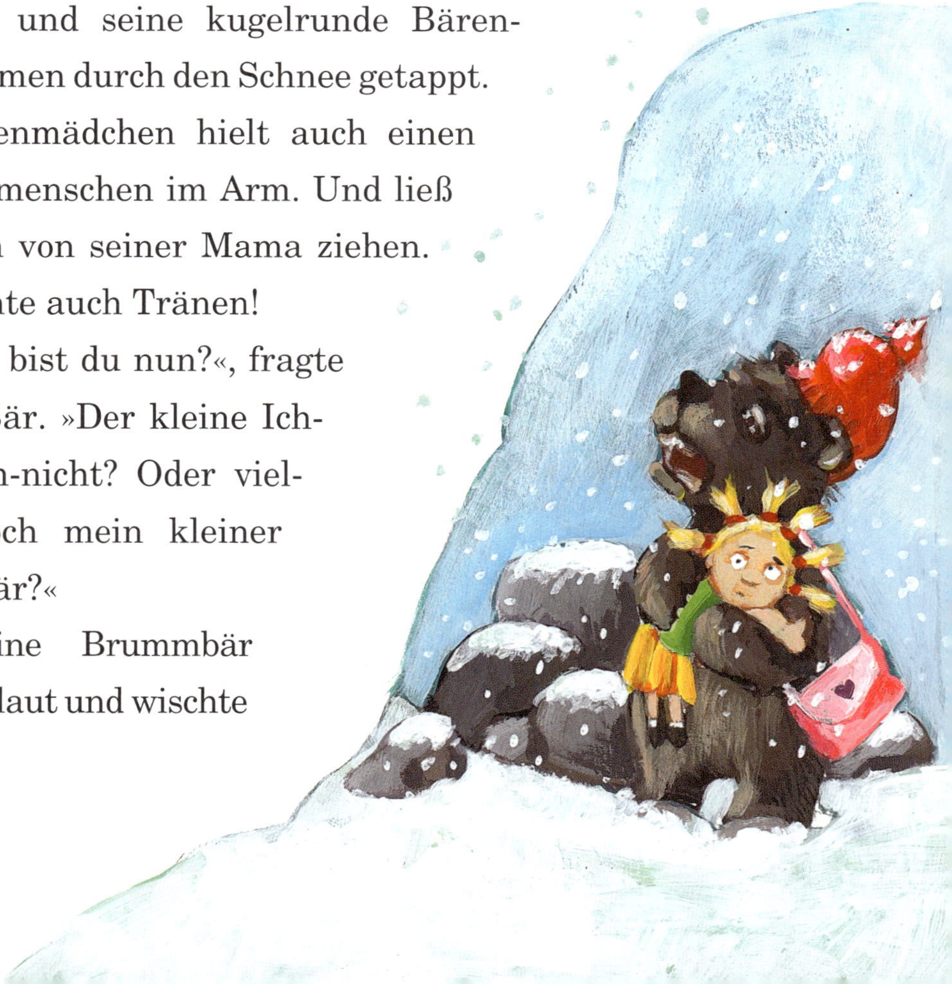

rasch seine Tränen mit der Pfote ab. »Dein kleiner Brummbär bin ich.«

Da ließ ihn Mutter Bär runter.

Das Bärenmädchen blieb mit seiner Mama vor ihnen stehen. Es guckte so ängstlich wie ein kleines Ich-trau-mich-nicht.

»Hallo«, sagte der kleine Brummbär. »Ich bin der kleine Brummbär. Und du?«

»Die Ursuli«, schniefte das Bärenmädchen. Es wischte die Tränen mit der Pfote ab.

Der kleine Brummbär hielt ihr seinen Schmusemenschen hin. »Das ist der Karli.«

Das Bärenmädchen hält ihm ihren Schmusemenschen hin. »Das ist meine Biene.«

Schmatz, gab Karli der Biene einen Knallkuss. Und ein Ich-trau-mich-nicht war nirgends mehr zu sehen.

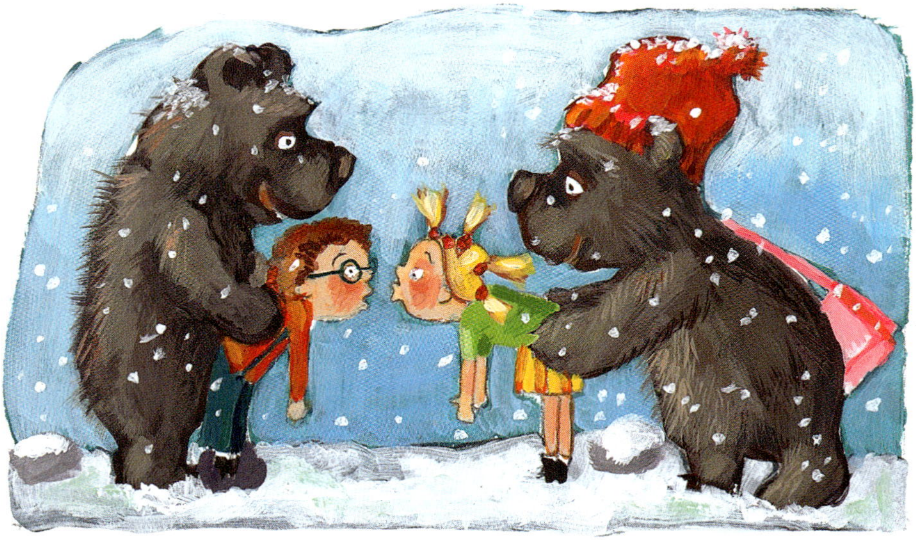

Spinnenbeine

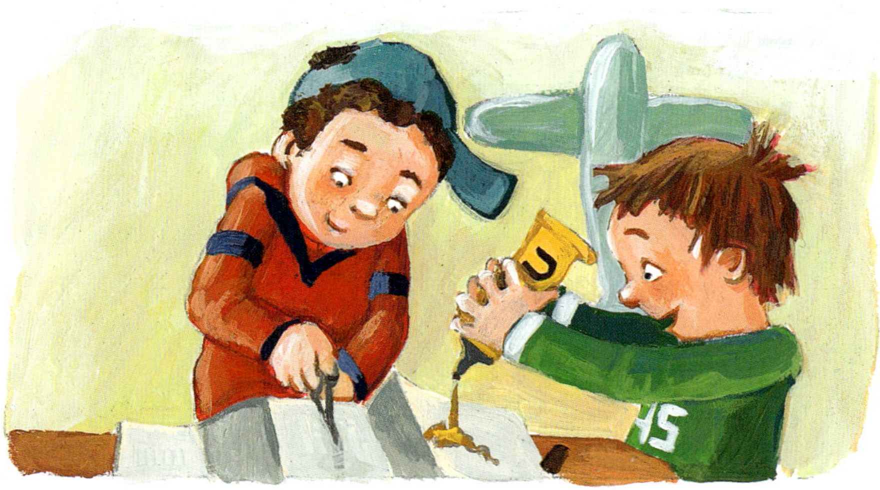

Bobos Eltern wollen Würstchen besorgen, im Mini-Supermarkt am Eingang vom Campingplatz.
»Wer kommt mit?«, fragt Bobos Mutter.
»Ich nicht«, sagt Bobo. »Ich bastle mit Carlo gerade einen super Flitze-Flieger. Aus dem Umschlag vom Malblock.«
Carlo ist Bobos Campingfreund. Sie schnippeln und kleben beide auf dem Klapptisch im Wohnwagen.
»Doofes Ding!«, schimpft Carlo. »Das schneidet überhaupt nicht.« Er wirft die kleine Kinderschere auf den Tisch.
»Ich weiß, wo noch eine Schere ist«, sagt Bobo. »Eine große. Die schneidet sogar dicke Pappe.«

Er springt ins Vorzelt zu dem kleinen Tisch mit der Schublade. Bobo zieht sie auf. Da liegt sie, die große Küchenschere. Und daneben –

»Ahiiiiiih«, kreischt Bobo. Und mit Karacho schmeißt er die Schublade wieder zu.

»Was ist denn?«, ruft Carlo.

»Huhuhuuu! Eine eklige Spinne!«, jammert Bobo.

»So eine große schwarze?«, fragt Carlo.

»Bah, eine riesige mit Haaren auf den Beinen. Groß wie eine Frikadelle.«

»Hmm, lecker«, sagt Carlo. »Die will ich mal sehen. Wo ist sie?«

»D . . . da . . . drin«, stottert Bobo. »Haaalt, nicht aufmachen! Dann springt die raus und rennt in mein Bett!«

»Quatsch.« Carlo lacht. »Die hat doch selber Angst da drin, weil es so dunkel ist. Und zu fressen findet sie auch nichts.«

Langsam zieht er die Schublade auf. »Du spinnst. Ist gar keine drin.« Er nimmt die Schere heraus. Und da kommt etwas darunter hervorgekrabbelt.

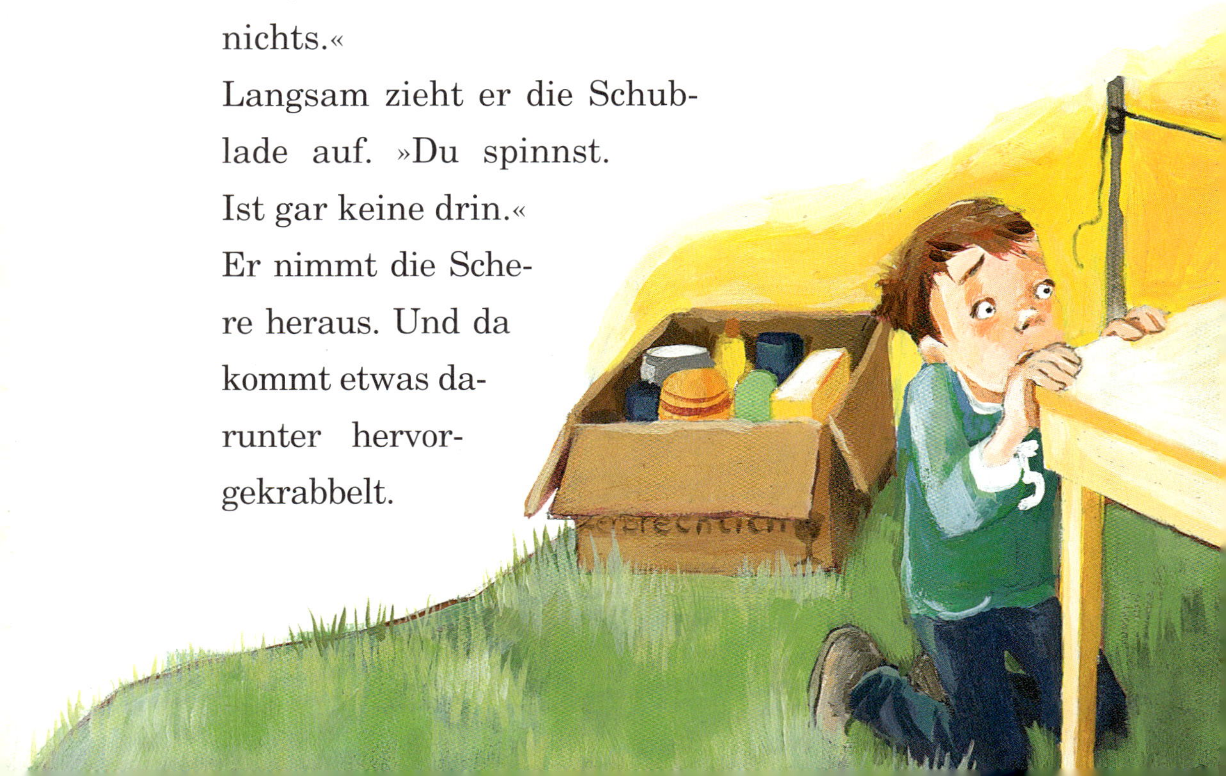

»Meinst du das Futzi-Spinnchen?«, fragt Carlo.
»Lass sie ja drin!« Bobo springt wie ein Affe rückwärts. Wehe, wenn Carlo ihm die Spinne an den Kopf schmeißt! Dann schreit Bobo den ganzen Campingplatz zusammen und rennt alle Vorzelte, Campingstühle, Tische und Leute um.
Doch Carlo sagt nur: »Hol mal ein Glas!«
Verwundert holt Bobo ein Trinkglas.
»Und die Postkarte mit dem Segelschiff, die am Spiegel steckt.«
Bobo bringt ihm auch die Postkarte.
Carlo stülpt das Glas über die Spinne. Und die Segelschiff-Karte schiebt er darunter.
Jetzt guckt Bobo doch. Auf der Postkarte rennt die

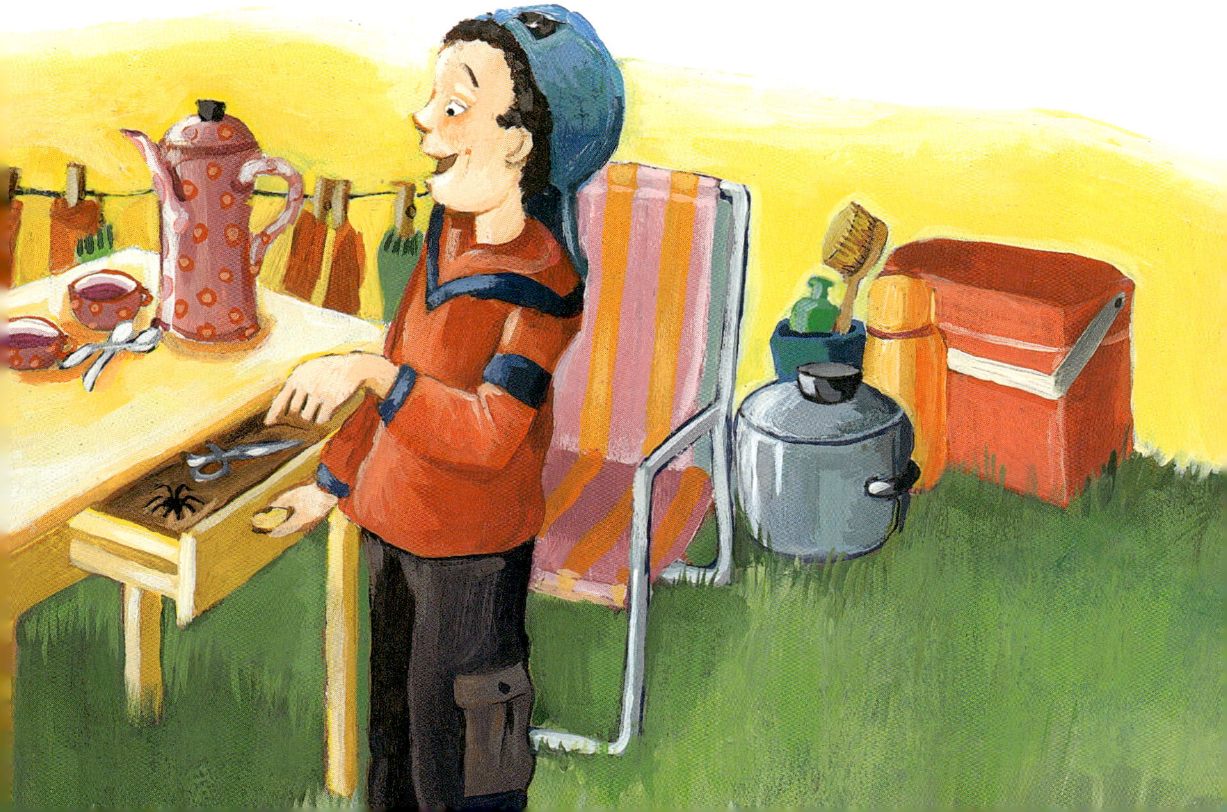

Spinne wild im Kreis herum. Aber sie kann ja nicht raus.

»Und was jetzt?«, fragt Bobo.

Carlo trägt sie ins Freie. Bobo geht mit.

»Mach's gut, Spinnchen«, sagt Carlo und lässt sie auf dem Rasen frei.

Und genau in dem Moment hört Bobo ein feines Stimmchen wispern: »Danke, Carlo. Das finde ich sehr, sehr lieb von dir.«

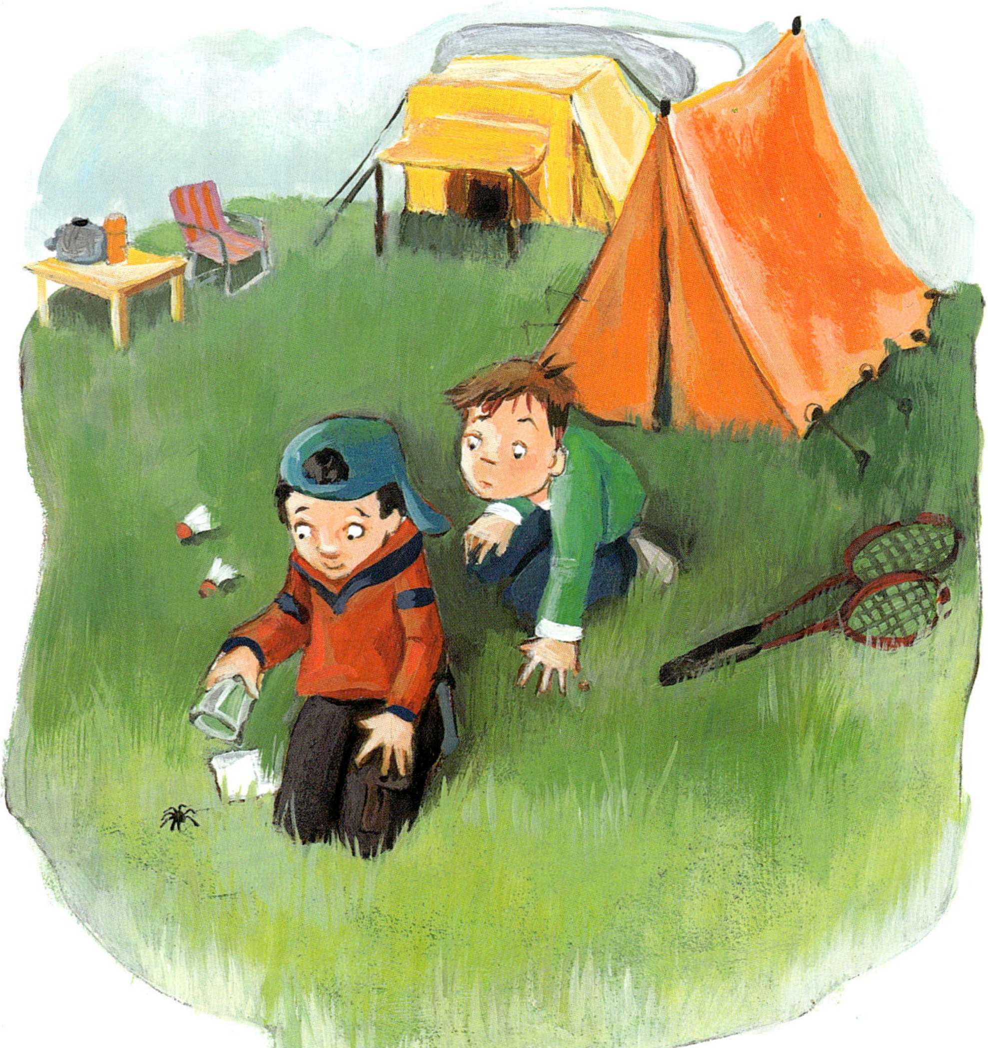

Der grausige Hund

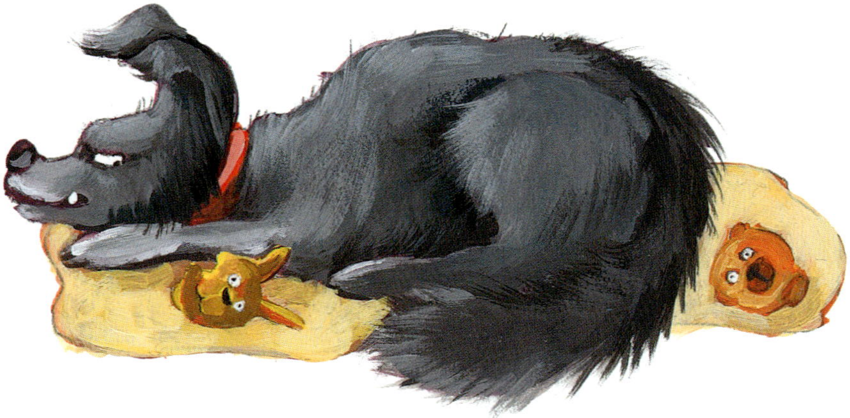

Ich bin die Lea. Und ich erzähl euch mal was.
An der Ecke Rosenstraße wohnt der grausige Hund. Manchmal muss ich an dem vorbei. Er ist schwarz und groß wie ein Tiger. Er hat einen langen Schwanz, der sieht aus wie ein borstiger Besen. Seine Ohren sind nach vorn geklappt wie Topflappen. Sie hören mich schon, wenn ich zwei Ecken weiter angelaufen komme. Dann fletscht der grausige Hund seine spitzen Zähne und bellt sich heiser.
Ich laufe lieber immer auf der anderen Straßenseite, damit ich nicht so dicht am grausigen Hund vorbeikomme. Wenn ich mit Mama oder Papa zum Bäcker gehe oder zum Supermarkt oder zum Kindergarten, dann müssen wir auch immer am grausigen Hund vorbei. Aber meine Eltern gehen nie rüber auf die andere Straßenseite.

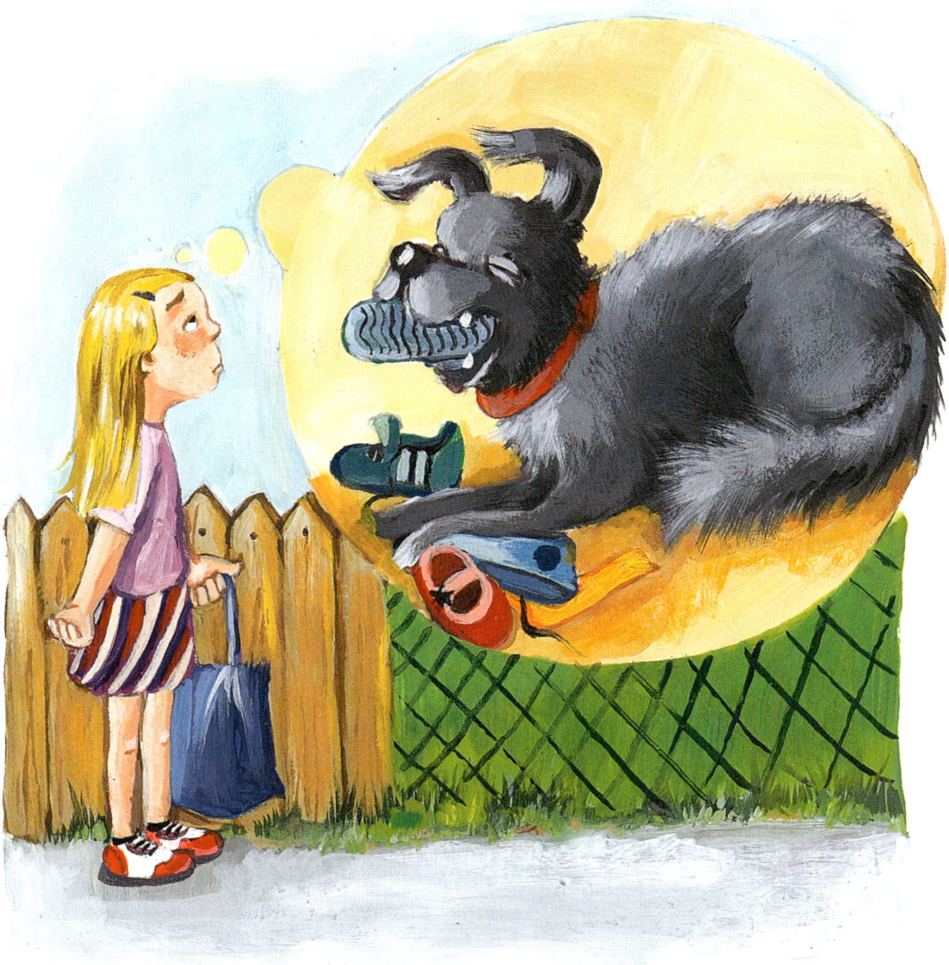

Zum Glück ist ein hoher Drahtzaun vor dem grausigen Hund. An dem kann er noch so wild hochspringen. Das nützt ihm gar nichts. Da kann er nicht drüber.
Aber egal, er bellt sowieso immer ganz giftig. Es hört sich an, als wollte er schrecklich gern mal ein paar Kinder fressen.

Gerade hat Mama mich allein zum Bäcker geschickt. Mit der blauen Stofftasche. Zehn Brötchen soll ich holen. Der Bäcker ist auf der Seite vom grausigen Hund.
Jetzt bin ich fast an der Rosenstraße angekommen. Da höre ich ihn. Er bellt, weil er *mich* hört. Bestimmt hat er vom vielen Kläffen schon Halsweh.
Gleich muss ich an dem vorbei. Aber erst mal bleibe ich stehen.
Wieso hört er auf zu bellen?
Ich mache zwei Schritte – da fängt er wieder an. Ich bleibe stehen – da hört er auf. Ich gehe weiter. Wauwauwauwuff! Ich bleibe stehen. Und gehe. Und bleibe stehen. Und gehe. Er bellt. Und ist still. Und bellt. Und ist still. So was!
»He du!«, rufe ich. »Jetzt rennen wir mal ein Stück!«
Ich rase los. Schon rast er mit, bis der Zaun zu Ende ist. Ich bleibe stehen. Er kläfft kein bisschen mehr.
»Na?«, sage ich. Da schnuffelt er mich an und wedelt lustig mit dem Schwanz.
Auf einmal weiß ich was: Der grausige Hund ist gar nicht grausig. Er hat bestimmt bloß Langeweile. Schrecklich langweilig ist es dem, weil keiner mit ihm spielt. Überhaupt, ab jetzt trau ich mich alleine an dem vorbei.
»Tschü-hüss, Grausi!«, rufe ich. »Gleich komme ich zu-

rück! Dann machen wir einen Wettlauf. Oder wir spielen wieder Steh und Geh und Kläff und Wedel.«
Der grausige Hund legt den Kopf schief. Er guckt so niedlich und sagt ganz freundlich zu mir: »Lea, wuff, wuff.«

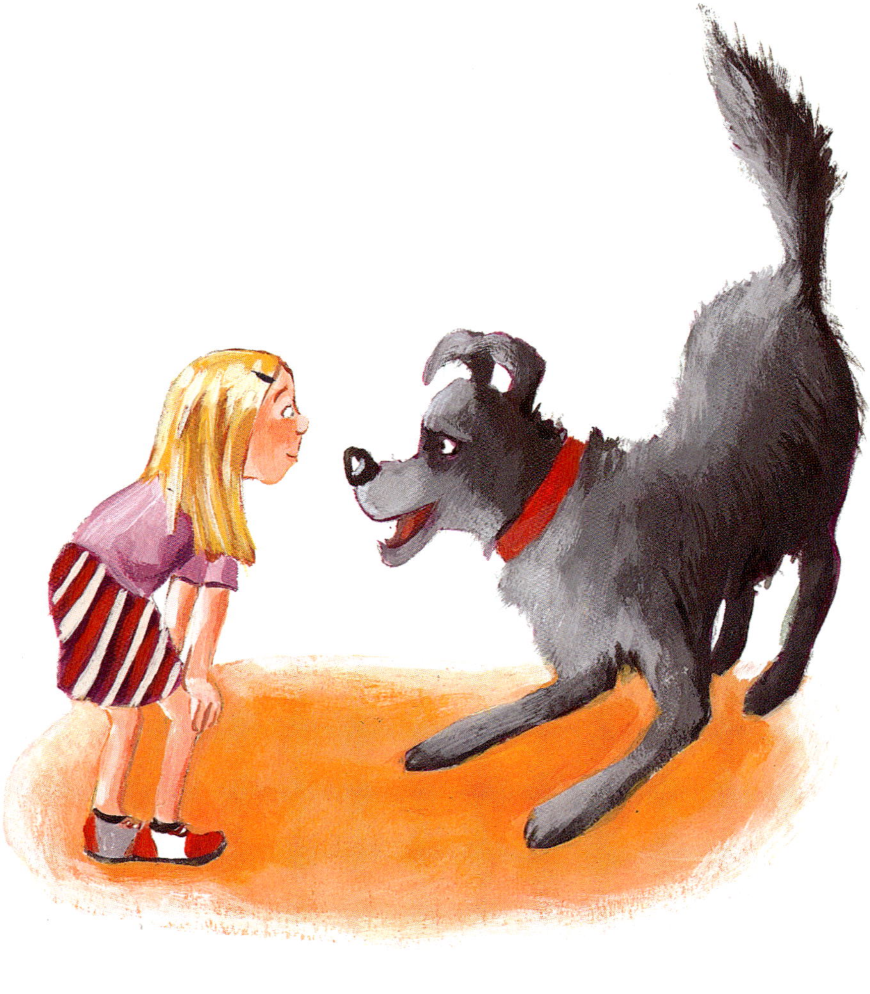

Stützräder, ade!

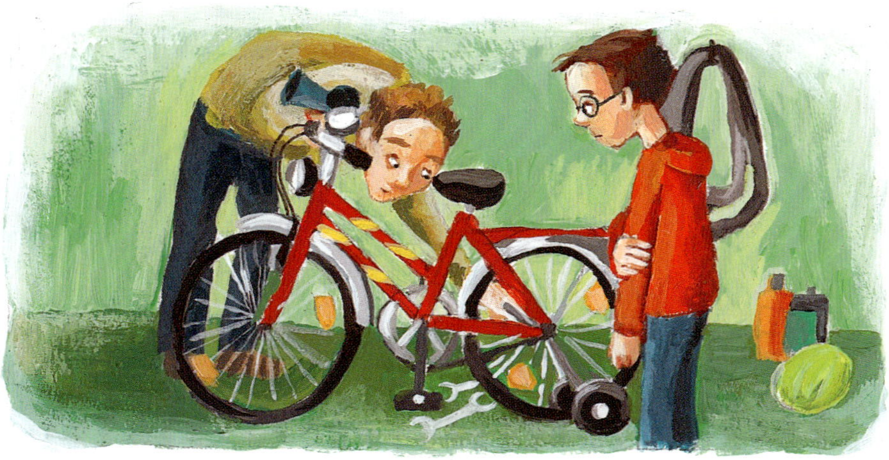

»So, Sportsfreund.« Benjamins Vater lacht und reibt sich die Hände. »Heute ist dein großer Tag.«
»Wieso mein großer Tag?«, fragt Benjamin.
»Weil wir heute die Stützräder von deinem Kinderfahrrad abmontieren.«
»Aber dann kann ich nicht mehr fahren!«, jammert Benjamin.
»Klar kannst du fahren«, sagt Benjamins Vater. »Auf zwei Rädern, so wie ich.«
»Erst morgen«, bittet ihn Benjamin. »Heute hab ich Halsweh. Und Kopfweh. Und Bauchweh.«
Sein Vater strubbelt ihm lachend durch die Haare. »Angstweh hast du, du Angstpeter! Komm!«

»Aber du darfst mich nicht loslassen, Papa!«, ruft Benjamin. »Sonst fall ich runter.«
»Quatsch«, sagt Benjamins Vater. »Wer nicht runterfallen will, der fällt auch nicht runter.«
»A . . . a . . . a . . ber«, stottert Benjamin. »Die Betti ist beim ersten Mal auch hingeknallt. Und hat sich das Knie aufgeschrappt.«
Benjamins Vater grinst. »Sollen wir den Verbandskasten aus dem Auto mitnehmen? Oder reichen zwanzig Pflaster?«
Da muss Benjamin auch grinsen.
Sein Vater lädt das Rad in sein Auto, dann fahren sie los.
Eine Viertelstunde später radelt Benjamin auf dem Waldweg, wo nur ganz wenige Huckelsteine sind. Schon oft ist Benjamin dort entlanggefahren auf seinem Superflitzer. Der ist rot mit Goldstreifen und hat eine laute Ballonhupe. Wenn er da draufdrückt, dann springen die Jogger wie Kängurus in den Graben.
Bis gestern hatte sein Superflitzer noch vier

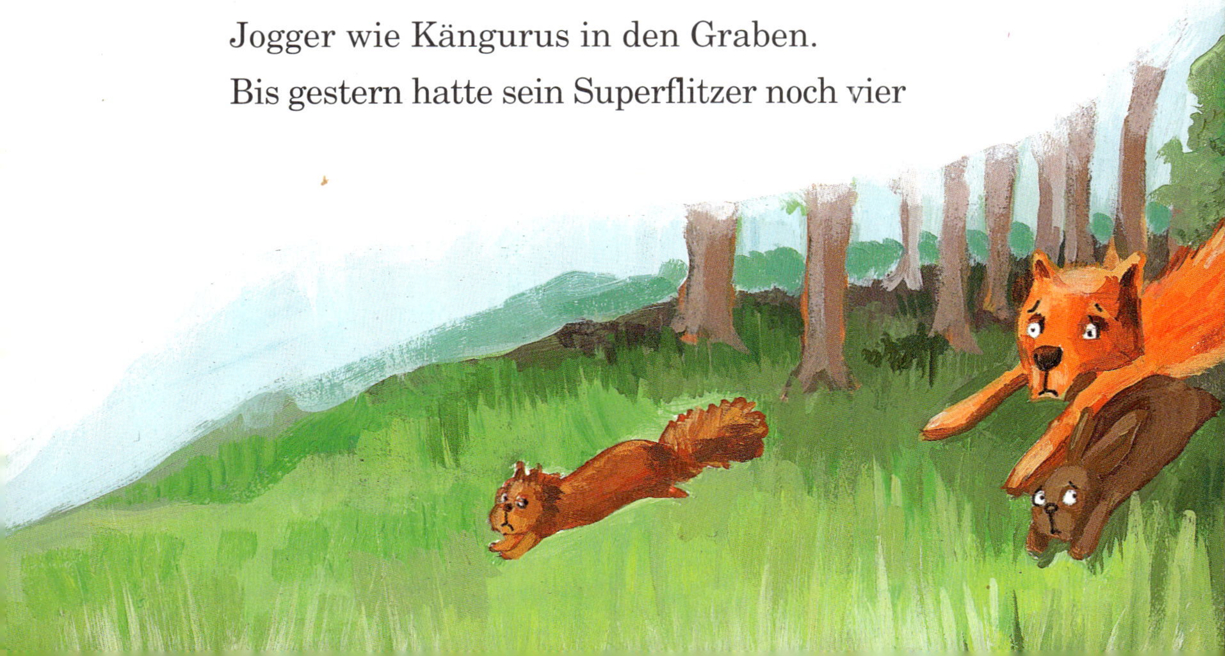

Räder. Zwei große und hinten noch zwei kleine Stützräder. Aber Benjamins Vater hat gesagt: »Hey, Benjamin, ein echter Superflitzer mit Ballonhupe, rot mit Goldstreifen, der darf keine Stützräder haben. Das ist unsportlich. Morgen übst du Rad fahren ohne Stützräder.«

So, und morgen ist jetzt heute. Zum ersten Mal steigt Benjamin auf seinen Superflitzer ohne Stützräder.

»Hey, Sportsfreund«, ruft Benjamins Vater. »Du sitzt ja

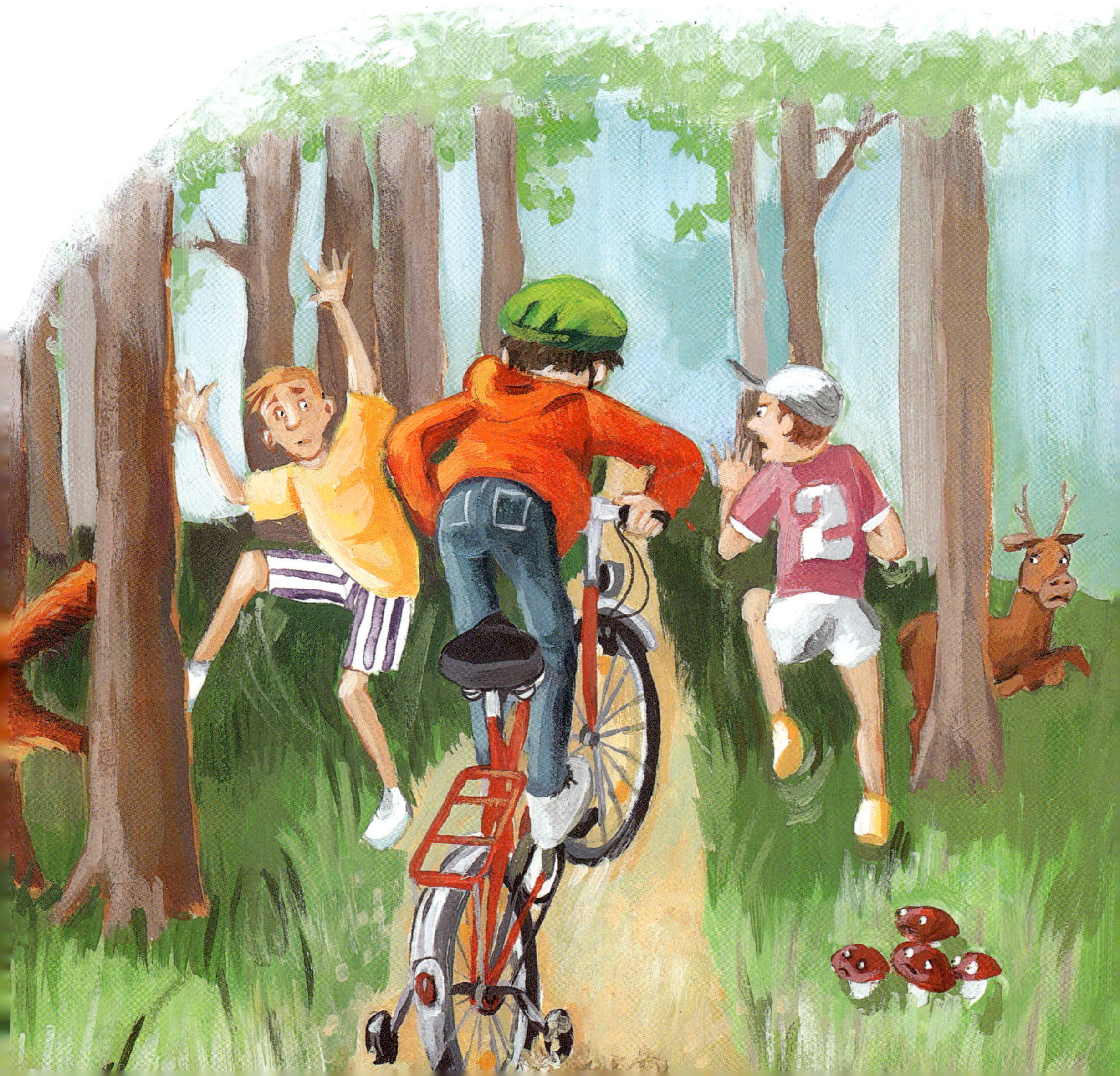

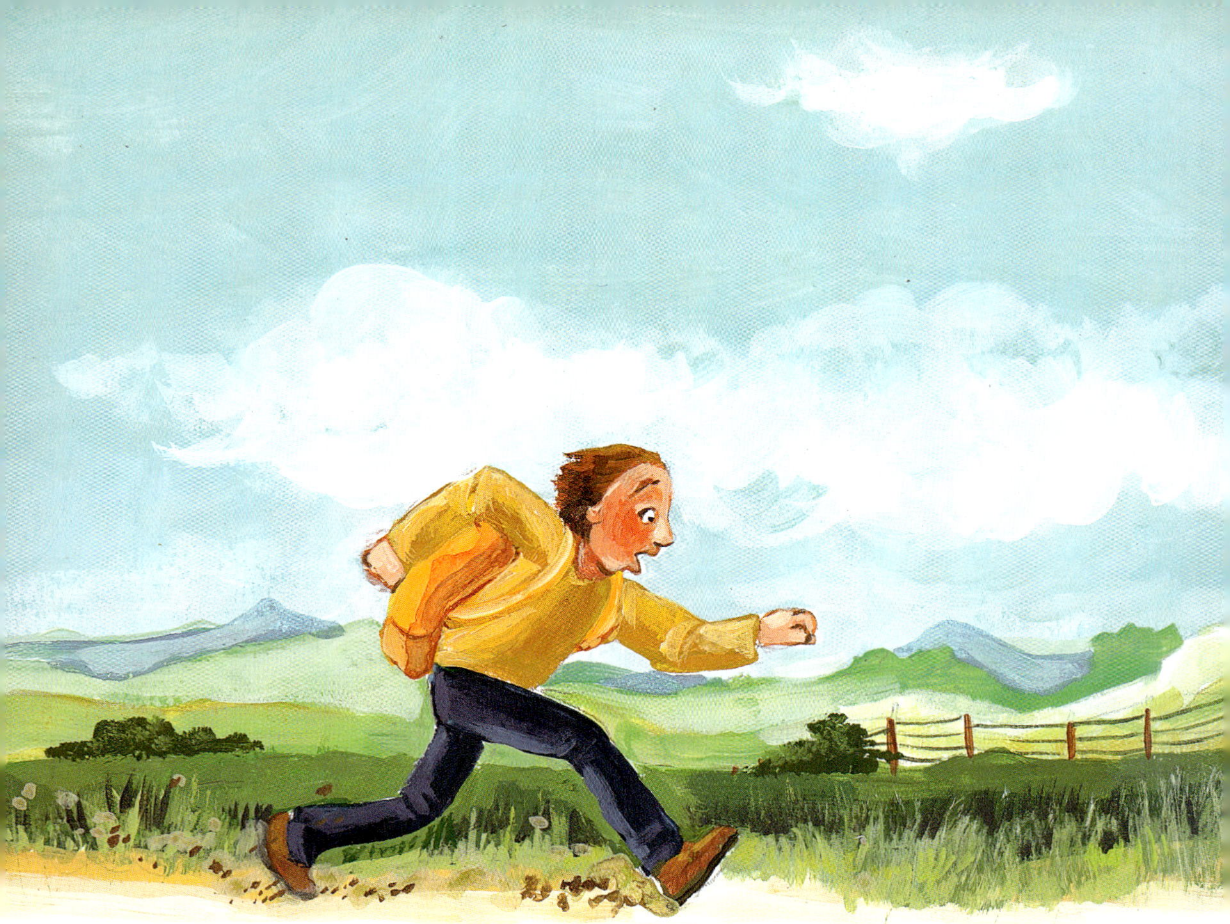

krumm wie ein Regenwurm. Und klammerst dich fest wie ein Klammeraffe. Das ist unsportlich. Sitz locker und jetzt trampel drauflos. Du fällst schon nicht, ich halte dich fest.«

Benjamin trampelt. Er kippt kein bisschen um. Es geht pupseinfach. Sein Vater hat ja auch den Sattel fest im Griff. Er rennt gebückt hinter Benjamin her.

»Hey Vati, du bist ja krumm wie ein Hering. Und schnaufst wie eine . . . wie eine . . .«

»Sag bloß, wie eine Dampflok!«, japst Benjamins Vater außer Puste. »So schnell kann ich nicht.«

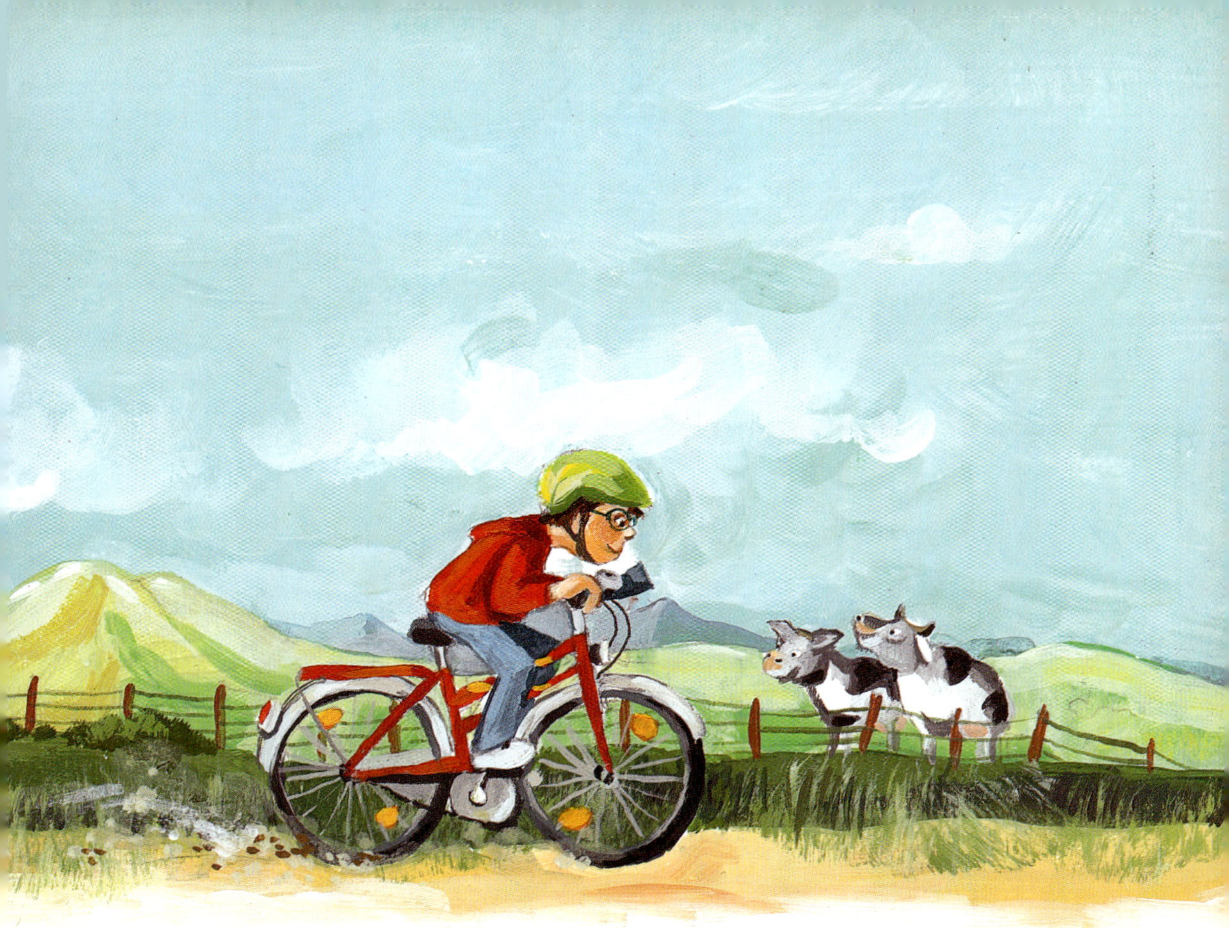

»Ich kann noch tausendmal schneller trampeln!«, ruft Benjamin. »Jetzt musst du flitzen wie ein Blitz!«
Ob sein Vater das schafft? He, warum hört Benjamin ihn nicht mehr schnaufen? Ist der etwa . . .
»Papaaa!«, kreischt Benjamin. »Papa, halt mich fest, ich kippe!«
Aber Benjamin kippt nicht, er rast auf seinem rot-goldenen Superflitzer schneller und weiter als Schumi.
Benjamin trampelt und trampelt und fällt auf keinen einzigen Huckelstein. Geht wirklich pupseinfach, Rad fahren ohne Stützräder. Macht sogar riesig Spaß, denkt er sich.

Das heißt, allmählich müsste Benjamin auch mal wieder anhalten und nach seinem Vater gucken. Der hat wohl schlappgemacht? Bloß – wie soll Benjamin seinen Superflitzer zum Stehen bringen?
Erst mal aufhören zu treten, überlegt Benjamin. Jetzt rollt er langsamer und langsamer. Und noch langsamer. Und jetzt wackelt der Lenker. Auwei, das Vorderrad wackelt. Das Hinterrad auch.
Gleich kippe ich auf den Huckelweg, denkt Benjamin. Er krallt sich am Lenker fest und jetzt – oh, oh, oh . . .
»Super gemacht, Sportsmann!«, keucht Benjamins Vater. Und schon hat er den Sattel wieder ganz fest gepackt.

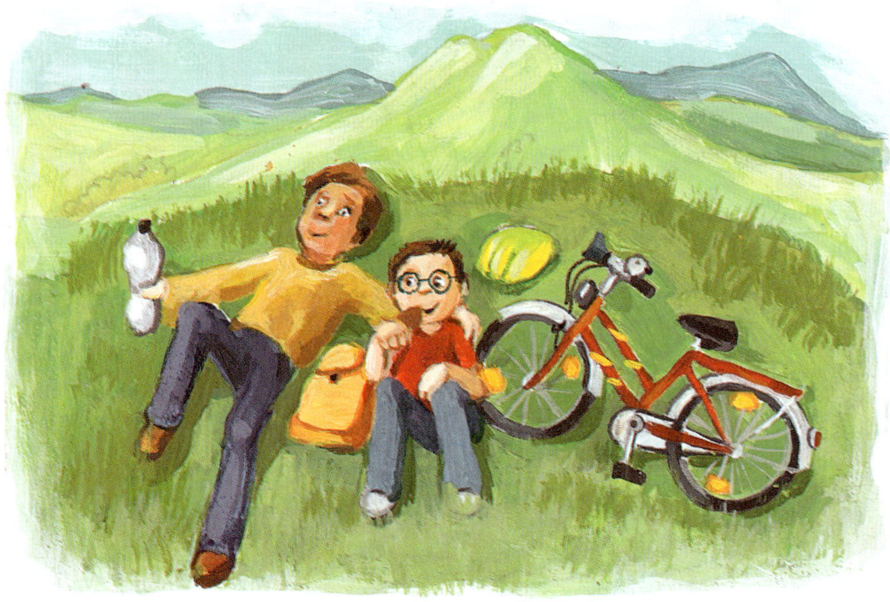

Auf dem Birkenhof

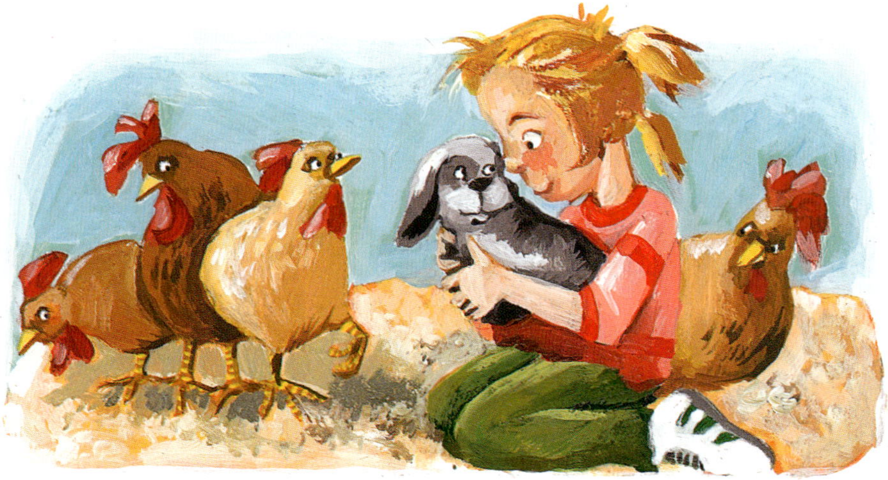

Julia macht mit ihren Eltern Ferien auf dem Birkenhof. Sie wohnen in den beiden Räumen über der Milchküche. »Ist dein Zimmer nicht süß?«, fragt Mami. »Das hast du jetzt zwei Wochen ganz für dich allein.«
»Nein, mit meiner Lisa«, sagt Julia stolz und setzt ihre Lieblingspuppe aufs Bett.
Erst heute ist Julia mit Mami und Paps hier angekommen. Sie haben sich schon alle Tiere angeguckt: Hühner, Gänse, Schweine, Kühe. Und zwei Hunde gibt es auch noch, drei große Katzen und vier junge Kätzchen, viele Mäuse und sogar einen Esel.
Der heißt Beppo. Auf dem Beppo darf Julia vielleicht morgen reiten. Aber jetzt ist der Tag fast zu Ende und Julia muss ins Bett.

»Paps und ich schlafen genau gegenüber«, sagt Mami. »Siehst du? Die Türen lassen wir nachts ein bisschen offen. Wo die Toilette ist, weißt du ja schon.«
»Dahinten, wo der Flur nicht weitergeht«, sagt Julia. »Aber im Flur, da bleibt das Licht an.«
»Gut«, sagt Paps. »Bis du eingeschlafen bist.«
So, nun liegt Julia in einem großen, fremden Bett mit blaukariertem Bettzeug. Die Lisapuppe schläft auf ihrem Bauch. Und das gelbe Schnuffeltuch mit den schwarzen Pünktchen knuddelt Julia gemütlich an ihre Wange. Es ist schon ziemlich zerschnuffelt und zerrupft. Aber das macht nichts.

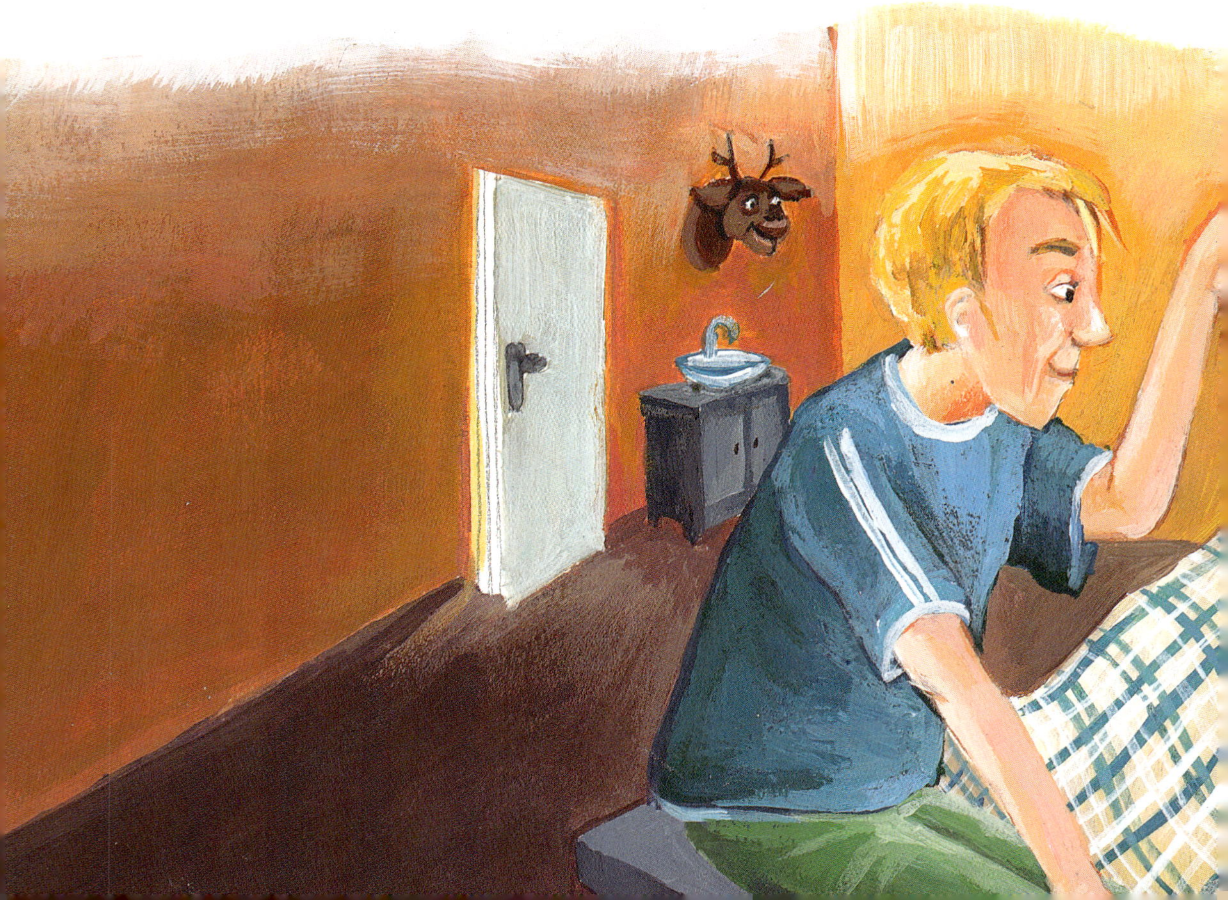

Julia singt mit ihren Eltern: »Schlaf bis morgen früh, mein Kind, bis die Stern verschwunden sind.«
Mami kuschelt einen Moment mit Julia. Danach gibt Paps sich einen Fliege-Kuss auf den Daumen. Den lässt er durch die Stube sausen, bsss, bsss, rauf, runter, um die Lampe – und schmatz!, schon ist er auf Julias Nasenspitze gelandet.
Mitten in der Nacht wird Julia wieder wach, weil sie mal muss. Die Tür steht einen Spalt offen. Das Flurlicht ist aus. Nur die Hoflaterne leuchtet ein wenig ins Zimmer. Julia will nicht aufstehen. Aber bald hält sie es nicht mehr aus. Ihre Lisa muss unbedingt mit zum Klo. Das Schnuffeltuch auch.

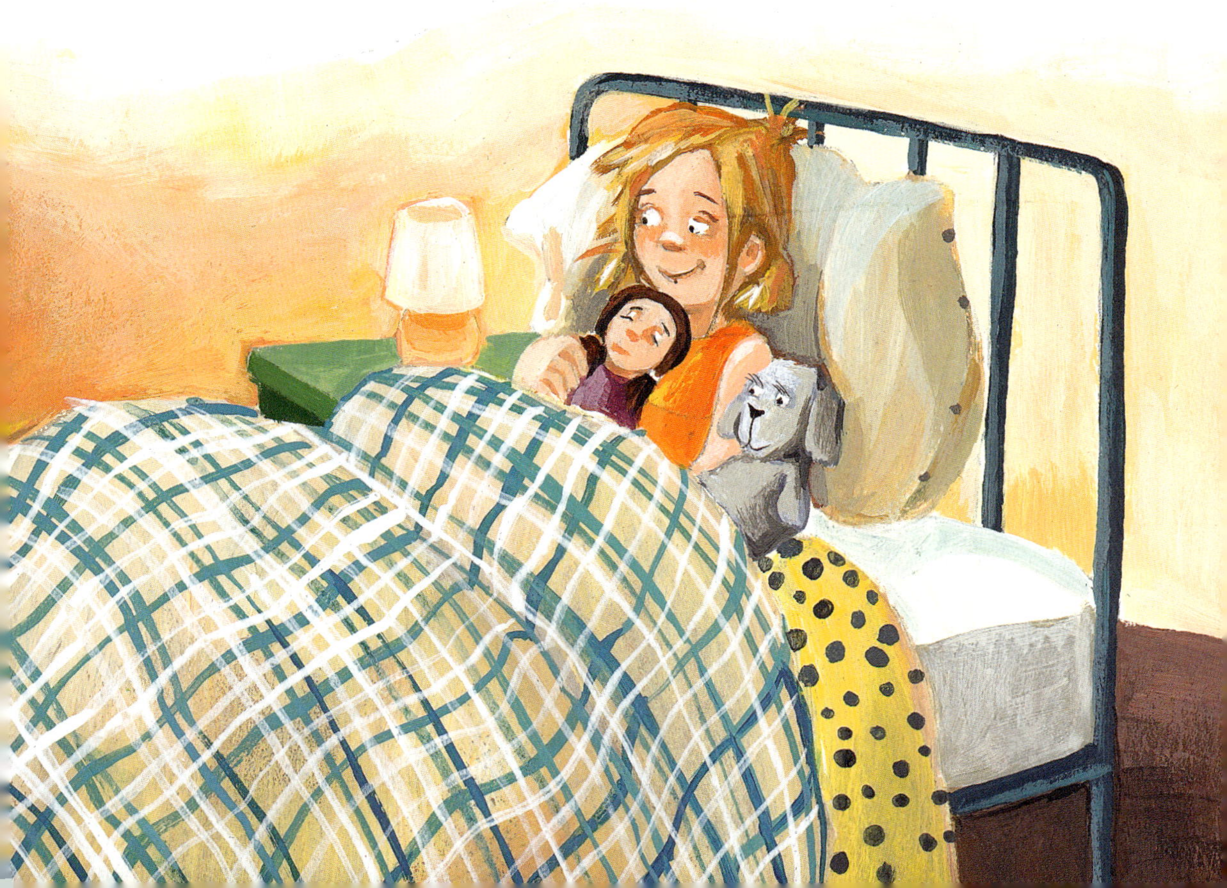

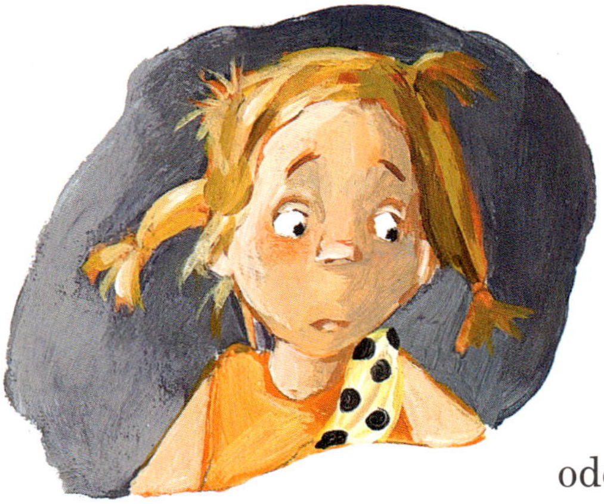

Tappel, tappel, tappel, da steht Julia an der Tür. Wo ist denn auf dem Flur der Lichtschalter? Der ist weg. Oh, Julia muss plötzlich ganz, ganz nötig. Soll sie Mami oder Paps rufen? Ach Quatsch, sie ist doch kein Baby mehr. Das Klo ist nur drei Türen weiter. Ein bisschen kann Julia sogar die Klotür erkennen. Huch, davor steht ein unheimlicher Schatten. Ein schwarzer Mann? Jetzt kriecht ein drückendes Gefühl in Julias Bauch und ihr Herz klopft wild.

Julia will Mami gerade doch rufen, da fällt ihr etwas ein. Sie kneift die Augen zusammen. Ach, das ist doch bloß Paps' Bademantel! Den hat er an den Wandhaken gehängt.

Kchchchpffffff . . . Ein Schnarchgespenst? Hört sich genau wie Paps an. Das Schnarchgespenst jagt Julias Herzklopfen auf den Mond!

Als Julia sich auf den dunklen Flur schiebt, piepst es bei der Klotür. Etwa eine Maus? Wenn Julia auf die drauftritt, beißt sie ihr bestimmt den dicken Zeh ab! Oje, gleich pieselt Julia auf den Flur. Jetzt flitzt sie los, bis hinten hin, macht schnell die Klotür auf und das Licht an.

Als Julia fertig ist, lässt sie die Klotür weit offen, damit

das Licht den ganzen Flur hell macht. Aber es ist keine Maus zu sehen. Schnell geht Julia zurück ins Bett.
»Ob Mäuse auch aufs Klo müssen?«, flüstert sie der Lisa ins Ohr. »Auf mausekleine Mäuseklos? Morgen bastle ich mal eins. Das stelle ich nachts auf den Flur. Und dann gehen wir gucken, ob echtes Mäusepipi drin ist . . .«

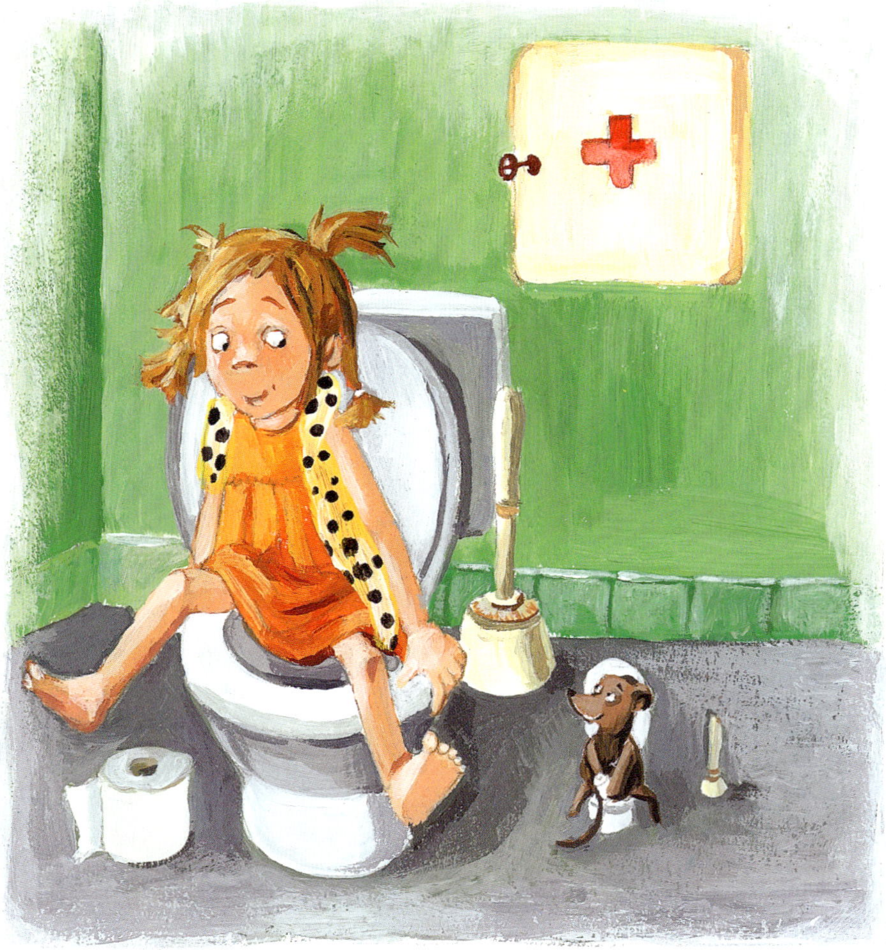

Die kaputte Vase

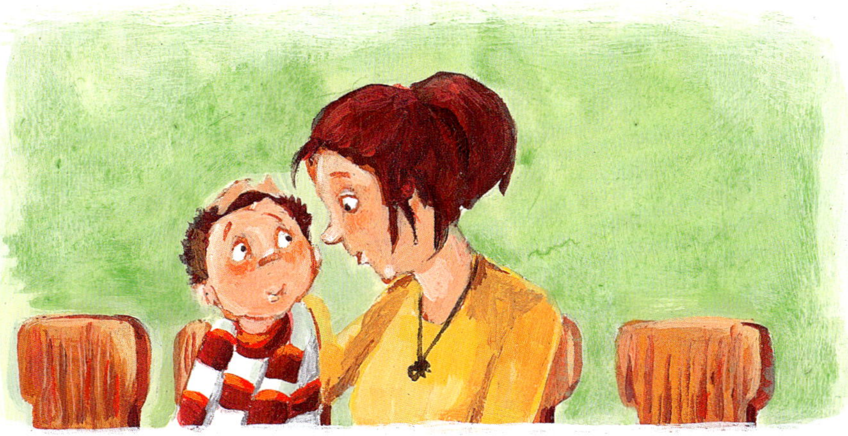

Fabio und Frau Brunner sind die letzten Patienten im Wartezimmer. Frau Brunner ist Fabios Mutter. Sie hat knallrote Haare und riecht nach Parfüm. Fabio findet, das ganze Wartezimmer riecht nach Mamas Parfüm. Und das ist gut so. Sonst riechen Wartezimmer meistens so grässlich nach Arzt und Medizin.

Heute muss Fabio nicht zum Arzt, sondern Mama. Fabio braucht nur auf sie zu warten.

»So, Frau Brunner, kommen Sie!«, ruft Doktor Klauer nun seine Mama. Und zu Fabio sagt er: »Dauert nicht lange.«

Es dauert aber doch lange, findet Fabio. Die ganze Zeit hört er Doktor Klauer mit seiner Mama leise reden. Und weil es lang und länger dauert, wird es Fabio lang und langweiliger.

Zuerst guckt er in die Spielkiste unter dem Kindertisch. Tss, alles nur Babykram. Bauklötze. Eine Holzeisenbahn. Er hat zu Hause eine elektrische! Und dann sind da noch Pappbilderbücher mit doofen Bildern.
Er rückt einen Stuhl ans Fenster und steigt darauf. Nicht mal rausgucken kann er. Das Fensterbrett ist voll mit Grünpflanzen. Die sehen kringelig aus wie Sauerkraut. In der Mitte steht eine leere Vase aus blauem Glas. Fabio rückt einen Blumentopf zur Seite. Hau ruck! Der Topf macht einen prachtvollen Rutsch und – klirr, knallt er gegen die blaue Vase. Auwei . . .

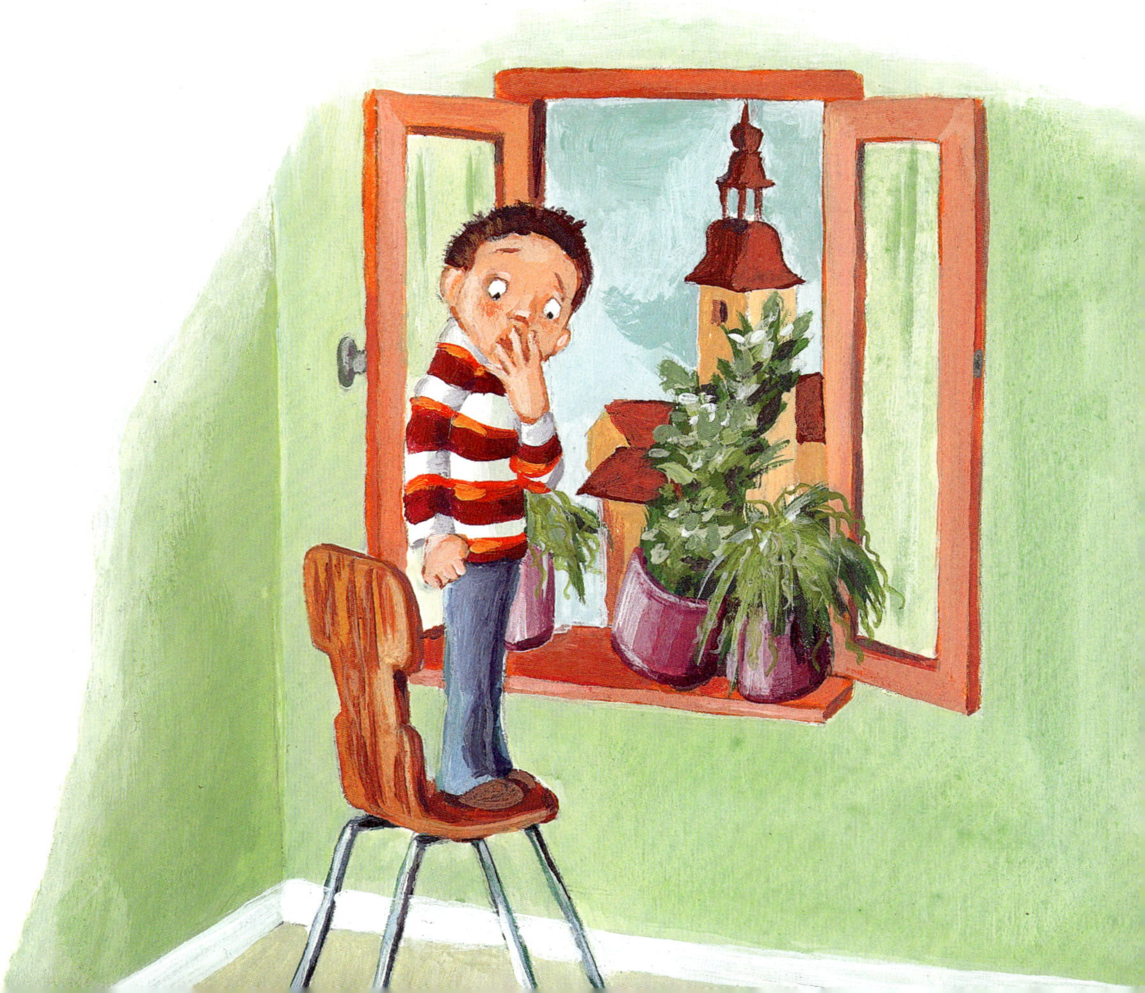

Entsetzt starrt Fabio auf den langen Sprung. Er dreht die Vase, bis der Sprung aus dem Fenster guckt. Und da bleibt ihm fast das Herz stehen: Vorne ist aus der Vase sogar ein dicker Glasbrocken gebrochen.
Fabio atmet heftig. Gleich wird Doktor Klauer ihn zur Schnecke machen!
Vielleicht merkt er es auch erst, wenn Mama und Fabio schon weg sind. Aber dann ruft er Mama bestimmt an. Und dann muss sie viel Geld bezahlen. Jetzt kullern blanke Kügelchen aus Fabios Augen.
Als Mama endlich kommt, ruft sie erschrocken: »Nanu, was ist denn passiert?«
Doktor Klauer fragt: »Du hast wohl Angst gehabt, deine Mutti will nichts mehr von dir wissen?«
Fabio schüttelt den Kopf. Dann drückt er sich ganz fest an Mama.
Doktor Klauer hockt sich zu ihm herunter. »Junger Mann, nun mal raus mit der Sprache. Hast du etwa die Hosen voll?« Er schnüffelt wie ein Hund an Fabios Hinterteil.
Da muss Fabio lachen. Und gleichzeitig weinen. Erst schielt er zur Vase hin. Dann schielt er zu Doktor Klauer hin.
»Ich wollte . . .« Nein, das traut er sich doch nicht zu sagen.

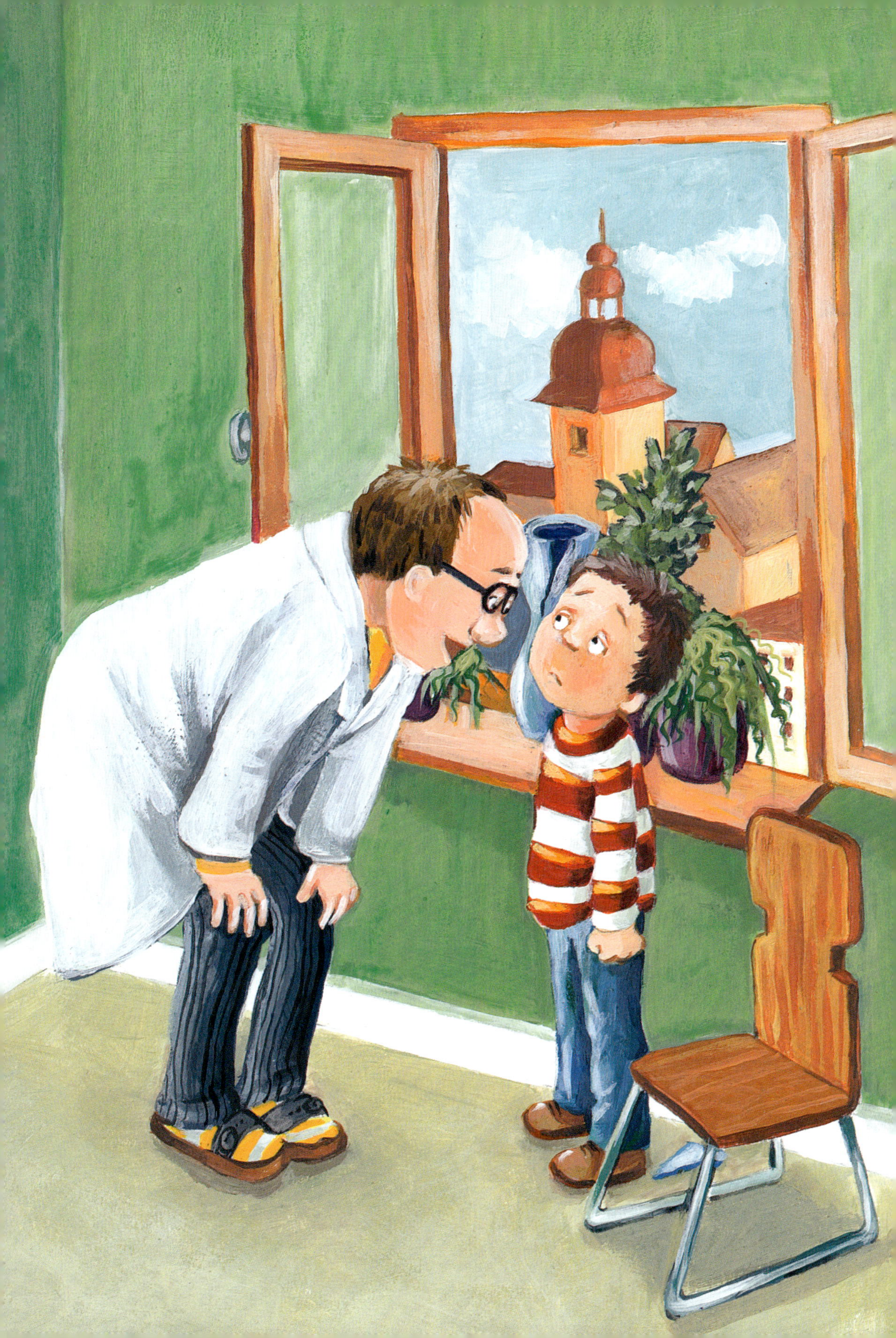

»Was wolltest du?«, fragt Doktor Klauer.

»Bloß rausgucken.«

»Ahaaaa!« Doktor Klauer nimmt die Vase und hält sie gegen das Licht.

Fabio wird es angst und bange, gleich kommt die Strafe.

Aber – Doktor Klauer kichert vergnügt. »Na endlich!«, sagt er. »Danke, Fabio. Du hast ein gutes Werk getan. Dieses scheußliche Ding wollte ich schon längst mal rausschmeißen.«

Fabio macht nur den Mund auf und guckt Doktor Klauer an, als hätte der sich plötzlich in eine gute Fee verwandelt.

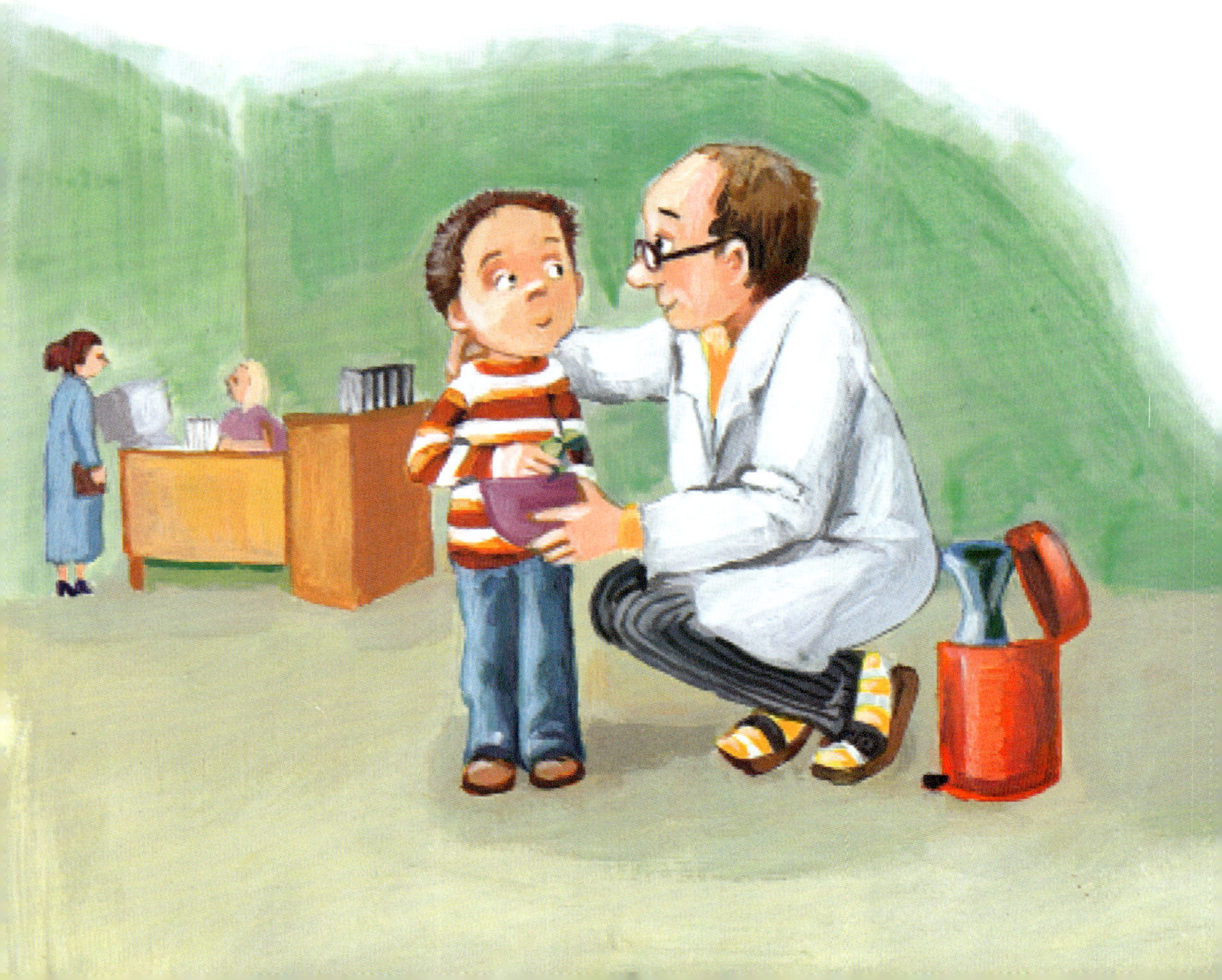

Herr Winzig und die Räuber

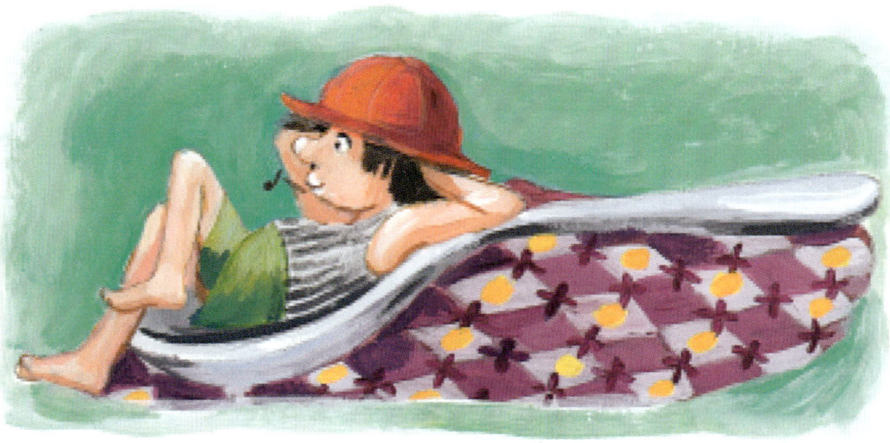

Kennst du den winzigen Herrn Winzig? Er wohnt im allerletzten Haus hinter dem Dorf, direkt am Wald. Sein Haus ist ebenfalls winzig klein. Deshalb hast du es vielleicht noch nicht entdeckt.

Einmal wachte Herr Winzig mitten in der Nacht auf. Und da hörte er deutlich, wie jemand um sein Haus schlich. Knicker, knacker, knirsch.

Herr Winzig bekam einen riesengroßen Schreck. Er schlotterte, als hätte er Grippe und Fieber. Aber von Grippe und Fieber kam das nicht, sondern von seinem Schreck.

Das ist bestimmt ein Räuber, dachte Herr Winzig aufgeregt. Heiliger Bimbam, was mache ich jetzt nur? Der Halunke wird mein Häuschen ausrauben. Der will wohl mein kleines grünes Fahrrad stehlen. Und meinen Ku-

schelbademantel. Den Vanillepudding aus dem Kühlschrank. Und meine rot karierten Filzpantoffeln. Aber das könnte dem so passen!
Auf Zehenspitzen schlich Herr Winzig zum Küchenfenster. Da! Jetzt hörte er es genau: Draußen murmelten tiefe Räuberstimmen.
Ihm rutschte das Herz in die Hose. Vorm Haus trieb sich nicht nur *ein* Räuber herum. Es war eine ganze Räuberbande!
Herr Winzig holte tief Luft. Dann machte er sich mit fünf Kniebeugen fit. Und dann sagte er: »Ha, jetzt könnt ihr was erleben, elendes Räuberpack!«
Leise holte er aus der Rumpelkammer einen Besen, Farbe, Pinsel und die Taschenlampe. Dann trug er sein Kopfkissen auf den Küchentisch.
Den Kopfkissenbezug bemalte er mit einer schauerlichen Monsterfratze. Die sah so schrecklich aus, dass er fast selber das Grausen kriegte.
Er schob den Besen und die leuchtende Taschenlampe in den Bezug des Kopfkissens. Nun glühte das große, grässliche Monster und sah äußerst gefährlich aus.
Geräuschlos öffnete Herr Winzig sein Küchenfenster. Er hob langsam das Besenstiel-Kissen-Monster in die Höhe und brüllte: »Huaaaaah, ihr frechen Kerle! Euch fresse ich die Ohren ab!«

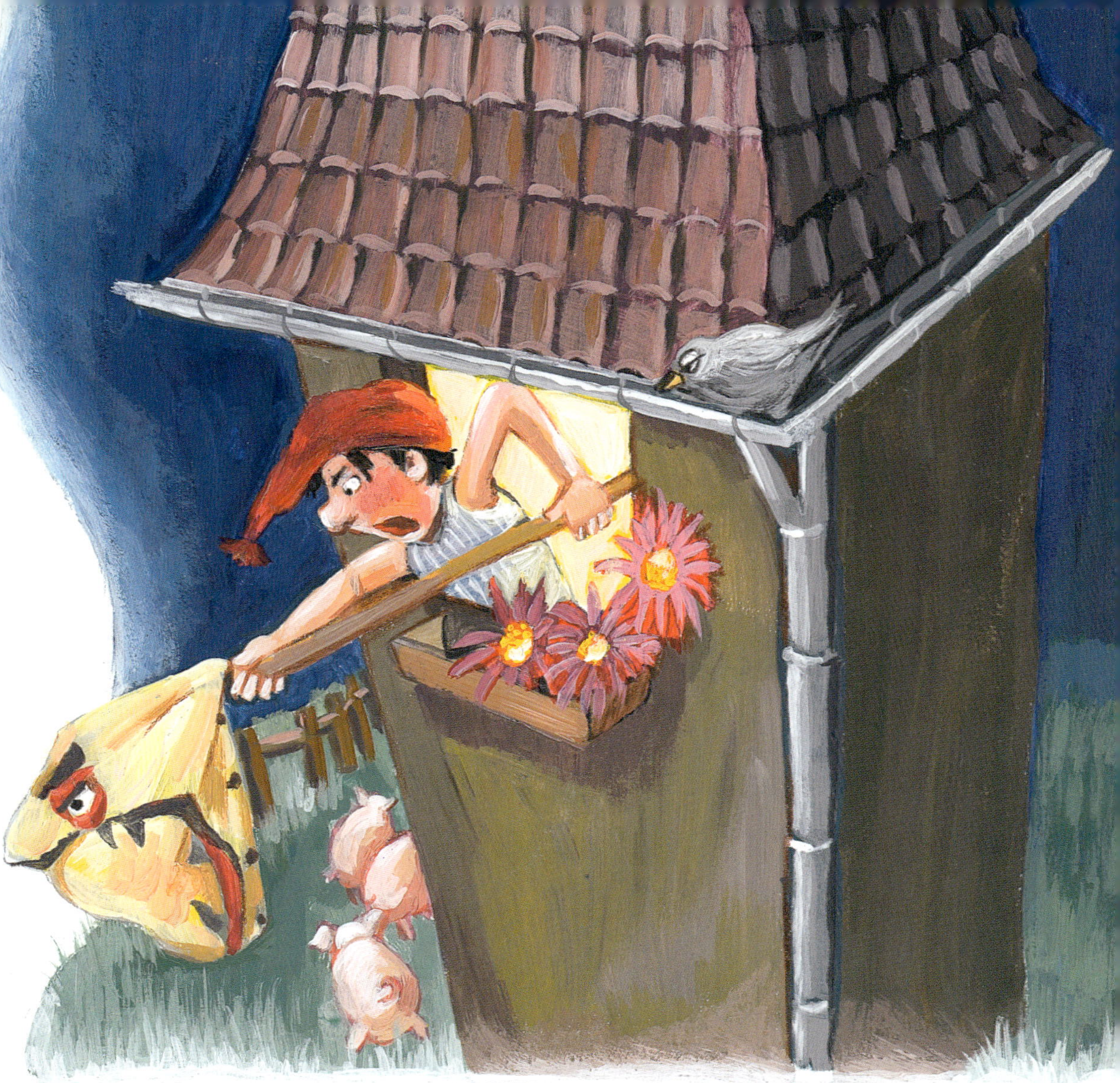

Wiek, wiek, grumpf, grumpf, bölk, bölk! Die Räuber kreischten und quiekten vor Schreck wild durcheinander und rannten auf die Straße.

Aber . . . halt mal!

Herr Winzig kniff die Augen zusammen. Was für seltsame Räuber sah er im Schein der Straßenlaternen? Sie flohen auf vier Beinen und hatten – Ringelschwänze!

Kai und der böse Wolf

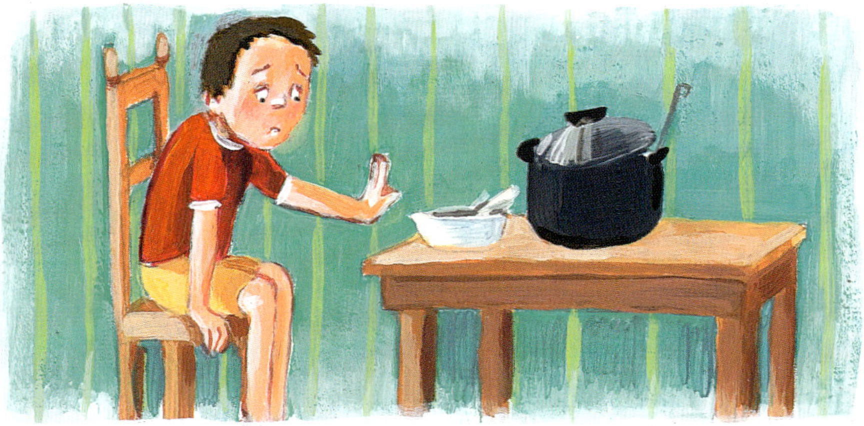

Kais Kinderfrau Ulrike ist krank. Und ausgerechnet heute Abend wollen Mama und Papa ins Theater gehen. Nun muss Kai mal allein zu Hause bleiben.
Beim Abendessen bekommt er keinen Bissen herunter, weil er immerzu dran denken muss.
»Bleibt ihr lange weg?«, fragt er und zieht die Stirn kraus.
»Nur zwei Stunden«, beruhigt ihn Mama. »Das schaffst du schon.«
Wie lang sind zwei Stunden? Kai kann es sich nicht vorstellen. Da kann ganz schrecklich viel passieren.
Und plötzlich fällt ihm ein, was Oma ihm gestern vorgelesen hat. Nämlich das Märchen vom Wolf und den sieben Geißlein. Und da ist der Wolf ganz, ganz böse und frisst sie auf. Bloß das kleine im Uhrenkasten nicht.

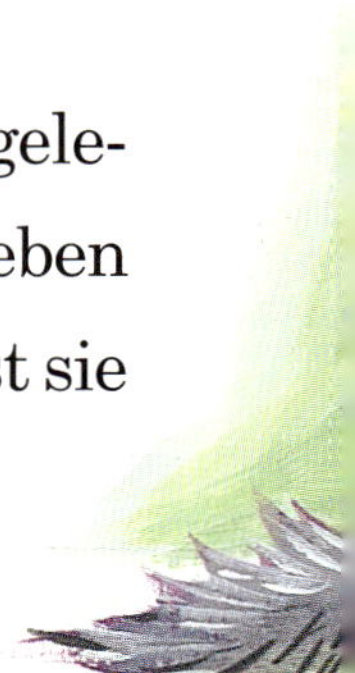

»Aber wenn ein Wolf kommt?«, flüstert Kai.
»Die Wölfe im Zoo schlafen schon längst«, sagt Papa. »Wie soll denn auch einer in den vierten Stock raufkommen? Da muss er erst mal unten an der Haustür klingeln. Und dann drückst du einfach nicht auf den Türöffner.«
Kai reißt die Augen vor Schreck weit auf. »Vielleicht lässt aber einer unten die Tür auf? Dann kann der Wolf ins Haus und an unsere Tür klopfen.«

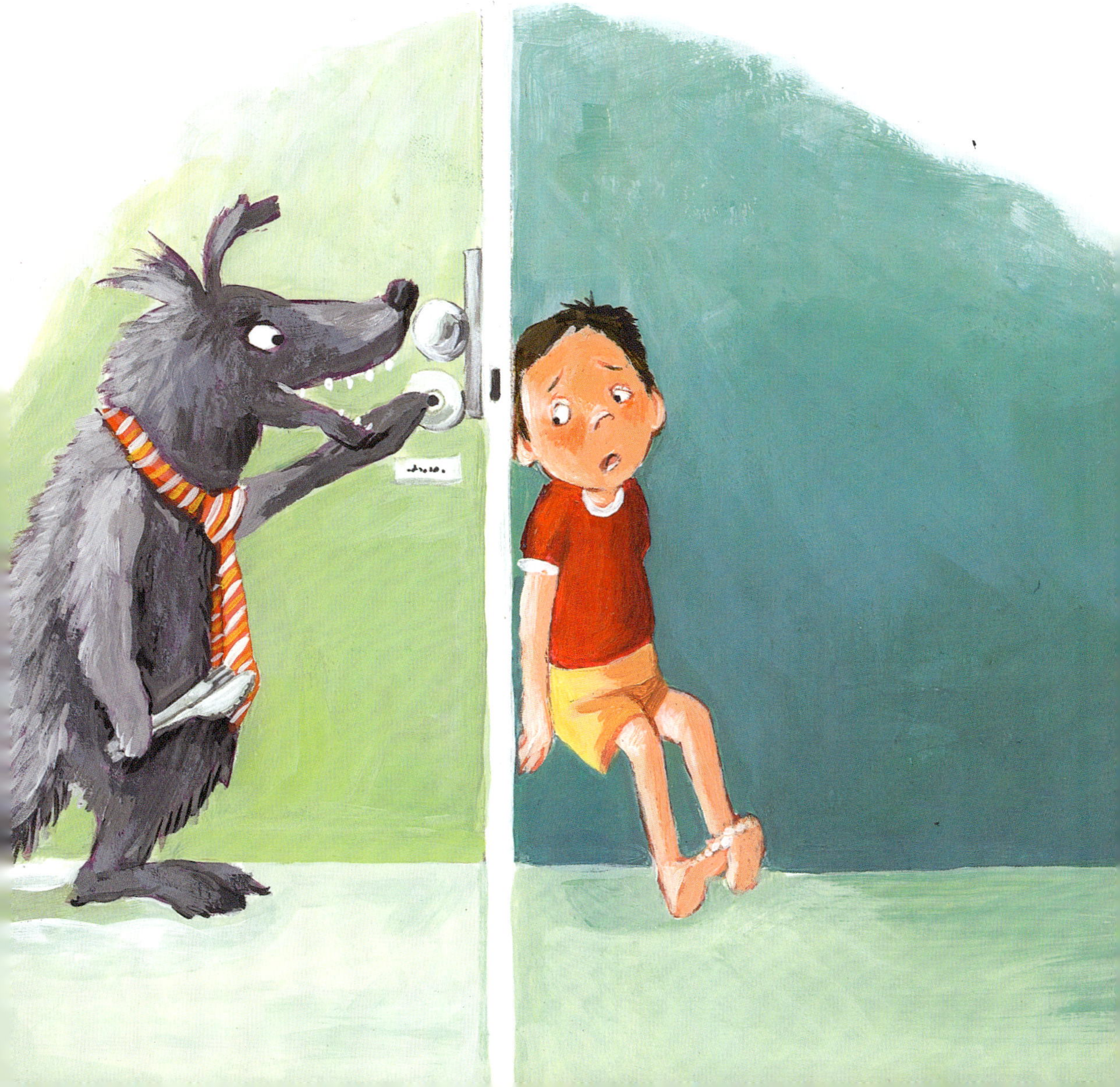

Papa schmunzelt. »Unsinn, Kai. Hast du schon mal gehört, dass ein Wolf an eine Tür klopft?«
»Klar«, sagt Kai. »Bei den sieben Geißlein.«
»Ach, bei uns wohnen keine Ziegen«, sagt Mama. »Oder bist du etwa eine Ziege?«
Kai grinst ein bisschen, damit Mama und Papa nicht merken, wie schrecklich er sich fürchtet.

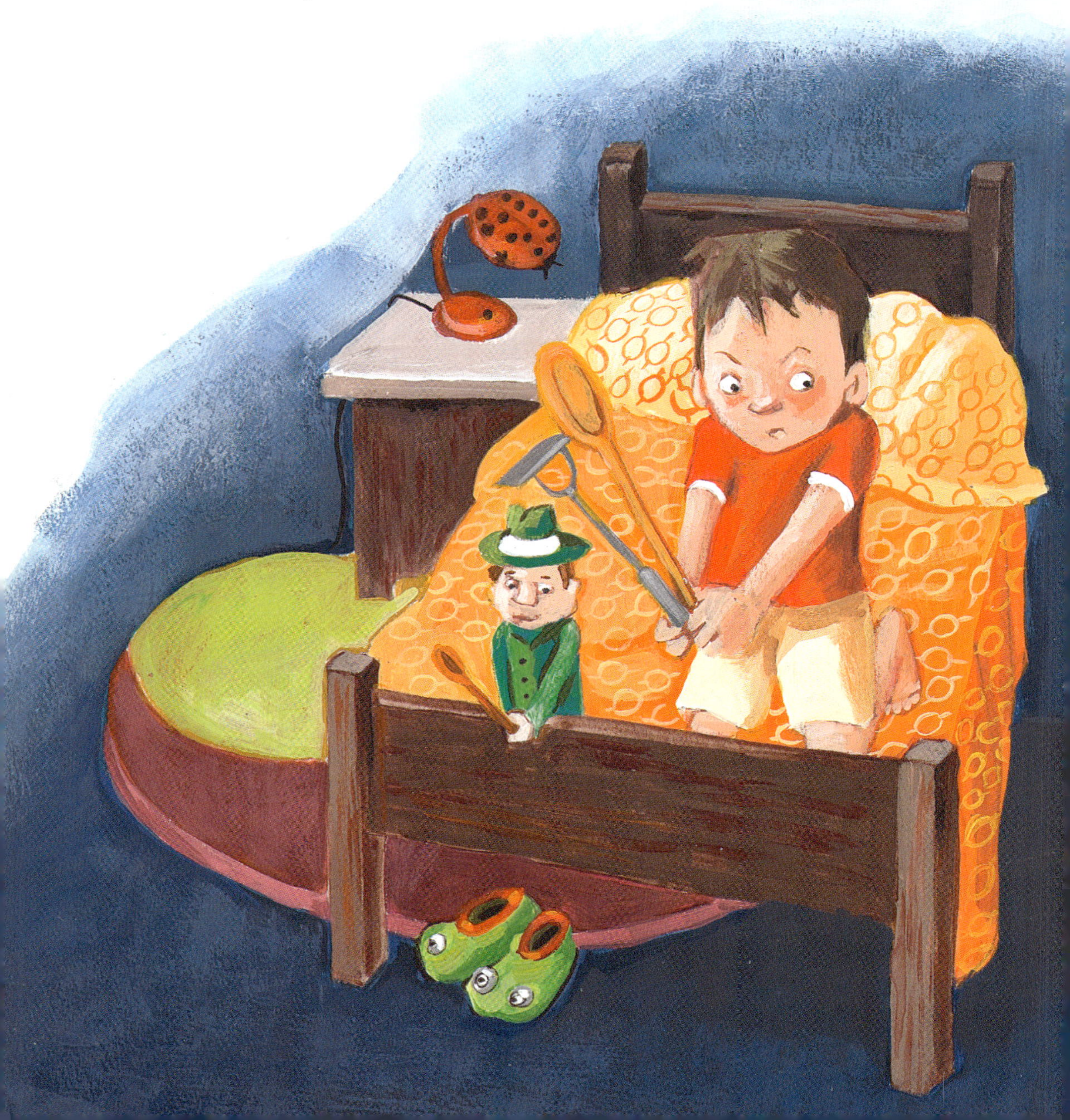

Als er später in seinem Bett liegt, kommt Mama noch mal im Mantel herein. Sie bringt ihm einen Kochlöffel. »Falls sich doch ein Wolf ins Kinderzimmer verirrt, haust du ihm einfach eins auf die Nase.«
»Ist gut«, sagt Kai. »Ich hab sowieso keine Angst.«
Dann klappt die Wohnungstür zu und Kai ist allein in der Wohnung.
Er springt aus dem Bett, rennt in die Küche und holt den Kartoffelstampfer und noch drei Kochlöffel. Damit wird er den bösen Wolf verdreschen!
Krach machen ist noch viel besser, denkt Kai. Dann glaubt der Wolf: Hallo, da feiern eine Menge Leute ein Fest. Da klopf ich lieber nicht an. Sonst kriege ich eine Bratpfanne auf den Kopf.
Kai schleppt drei Kochtöpfe mit Deckeln und zwei Pfannen auf den Flur. Und alle Löffel, Gabeln und Messer. Damit wird er so einen höllischen Lärm machen, dass der Wolf es schon auf der Straße hört.
Er knallt zwei Topfdeckel zusammen. Boh, das donnert wie Gewitter. Dann bollert er mit zwei Löffeln auf einem umgedrehten Topf. Ein tolles Wolfvertreibungs-Schlagzeug!
Aber wenn sich der Wolf trotzdem raufschleicht? Dann wird Kai den Kartoffelstampfer nehmen und die Tür aufreißen. »Komm rein, auf dich warte ich schon!«, wird

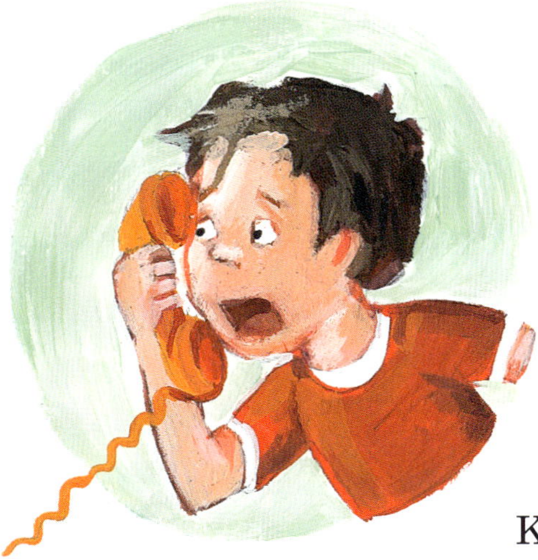

er den Wolf anbrüllen. »Jetzt mache ich Kartoffelbrei aus dir!«

Kai könnte auch noch alle gefährlichen Tiere aus dem Kinderzimmer in den Flur setzen, den Teddy, den Löwen und das Krokodil. Und gerade, als Kai sie rausschleppt – gerade da pocht es wirklich an die Tür.

»Hallo?«, ruft eine tiefe Stimme. »Keiner zu Hause?«

Vor Schreck kriegt Kai ganz salzige Spucke im Mund.

Er hält die Luft an, vor Angst fällt er gleich tot um.

Es klingelt ein paar Mal. Dann hört es auf. Schritte poltern die Treppe runter. Und auf einmal läutet im Flur das Telefon.

Bestimmt seine Eltern!

Kai lässt die Tiere fallen und reißt den Hörer an sein Ohr.

»Mama, Papa! An der Tür ist der Wolf!«, heult er.

»Ach was, Kai! Ich bin das, Herr Siebenkorn von unten drunter!«, ruft es aus dem Hörer. »Was ist denn bei euch für ein Radau? Ich war gerade oben und hab geklopft und geklingelt. Ist alles in Ordnung?«

Einen Moment sperrt Kai den Mund weit auf, so überrascht ist er. Dann sagt er: »Bei uns ist alles in Ordnung.«

Als Mama und Papa nach Hause kommen, müssen sie über Töpfe, Pfannen und Kochlöffel zu Kais Bett klettern. In der Wohnung sieht es aus, als hätte eine Schlacht stattgefunden.

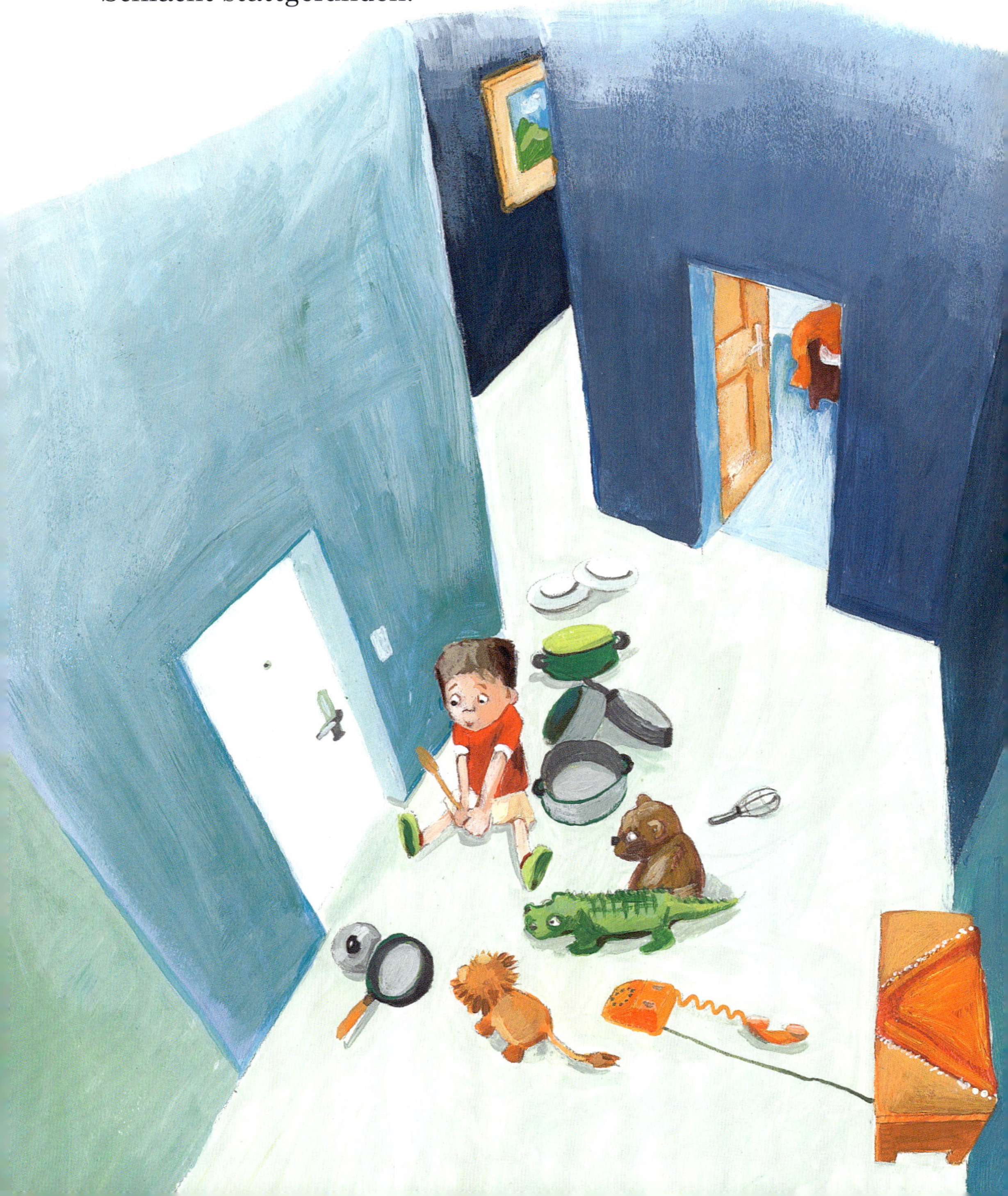

Aber Kai schläft ganz ruhig. Und im Traum hält er ein kuschel-wuschel-weiches Tier im Arm. Seinen Teddy? Falsch geraten, es ist ein prachtvoller grauer . . .

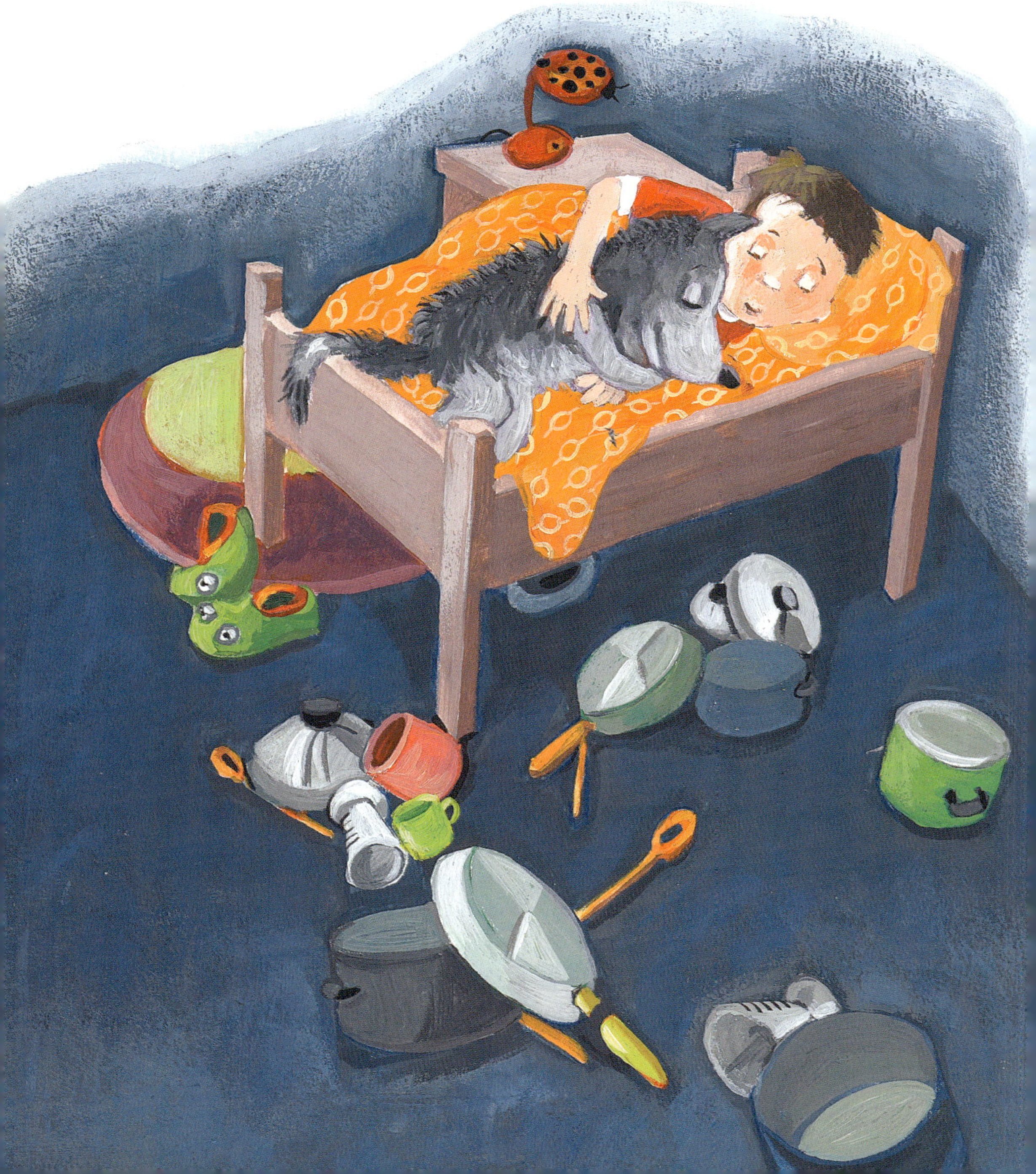

Kirschen-Ohrringe

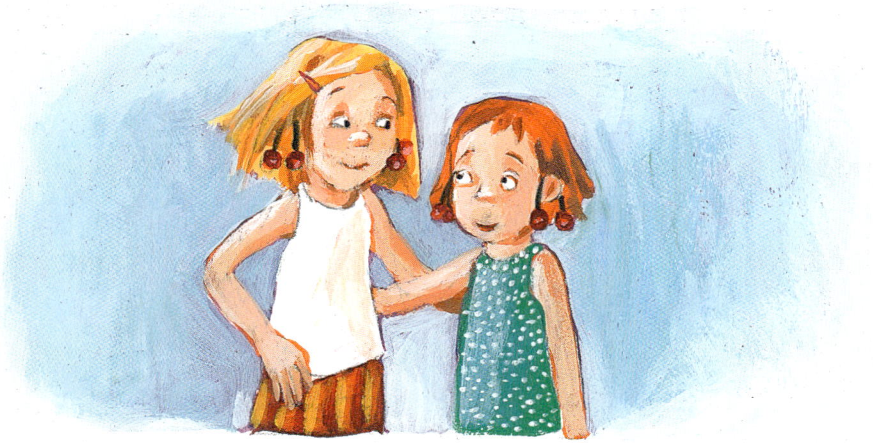

Patricia verbringt das Wochenende bei Papas Bruder Ben.

Sie reckt ihren Hals. Oben im alten Kirschbaum sitzt ihre große Kusine Jenny auf einem Ast, schlenkert mit den Beinen und spuckt Kirschkerne in die Gegend.

»Ich will auch Kirschen essen!«, ruft Patricia. »Schmeißt du mir ein paar runter?«

»Pflück dir selber welche!«, ruft Jenny zurück.

Zehn Kerne hat sie schon auf Patricia heruntergespuckt. Und jedes Mal, wenn sie eine neue schwarze Süßkirsche in den Mund steckt, schwärmt sie: »Hmmm! Total lecker!«

»Du bist gemein!«, schreit Patricia wütend.

Am Baumstamm lehnt zwar die Leiter. Aber selber pflücken kann sich Patricia trotzdem keine Kirschen, denn

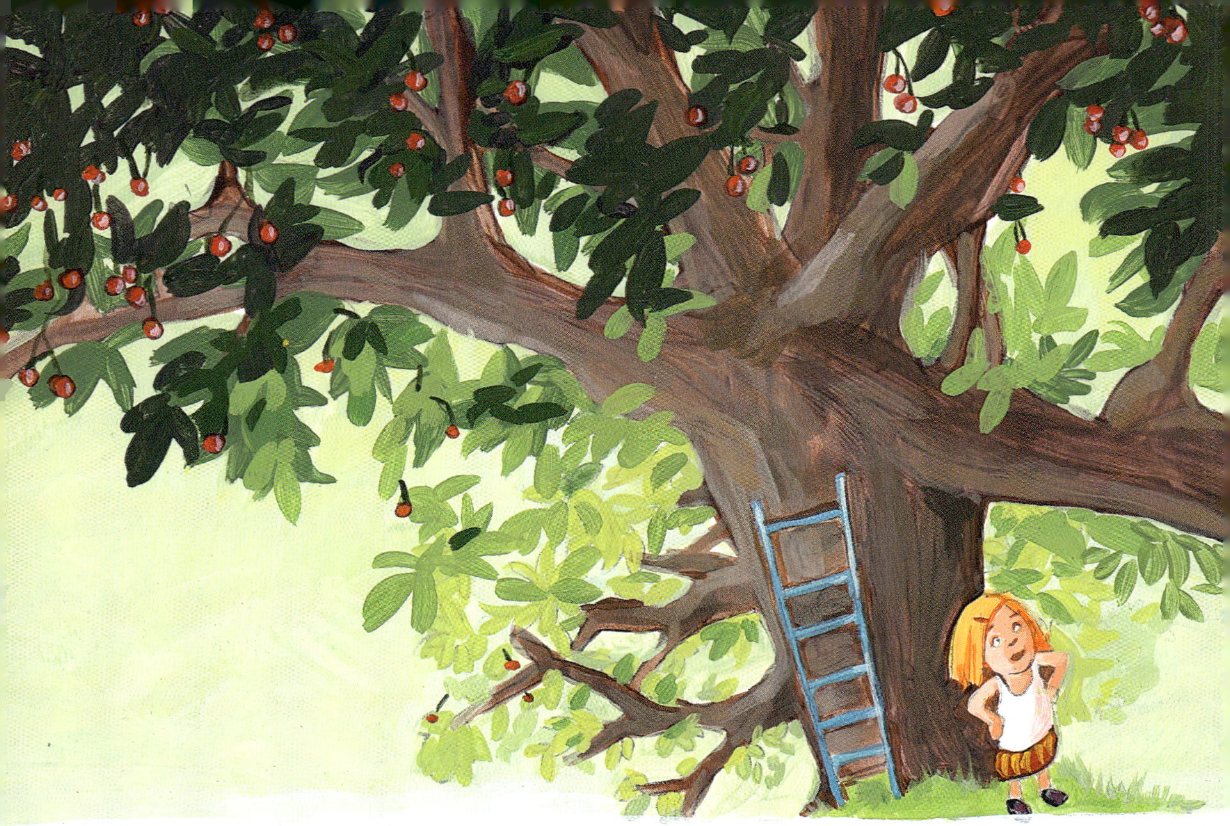

die unteren Äste hat Onkel Ben schon abgeerntet. Da hängt keine einzige Kirsche mehr dran, nicht mal eine faule. Nur ganz oben sind noch welche, wo nur die Vögel hinkönnen. Oder Kusinen, die so gut klettern wie Eichhörnchen.

Als Jenny wieder unten ist, sagt Patricia: »Wetten, ich kann so hoch klettern wie du?«

»Glaubst du ja selber nicht!«, sagt Jenny.

Eins, zwei, drei, ist Patricia auf der Leiter. Jetzt zeigt sie es ihrer Angeber-Kusine mal so richtig! Und schon steht sie auf dem dicken Querast.

»Lass das!«, ruft Jenny. »Du bist noch zu klein!«

Doch Patricia steigt immer höher. Nun berührt sie mit

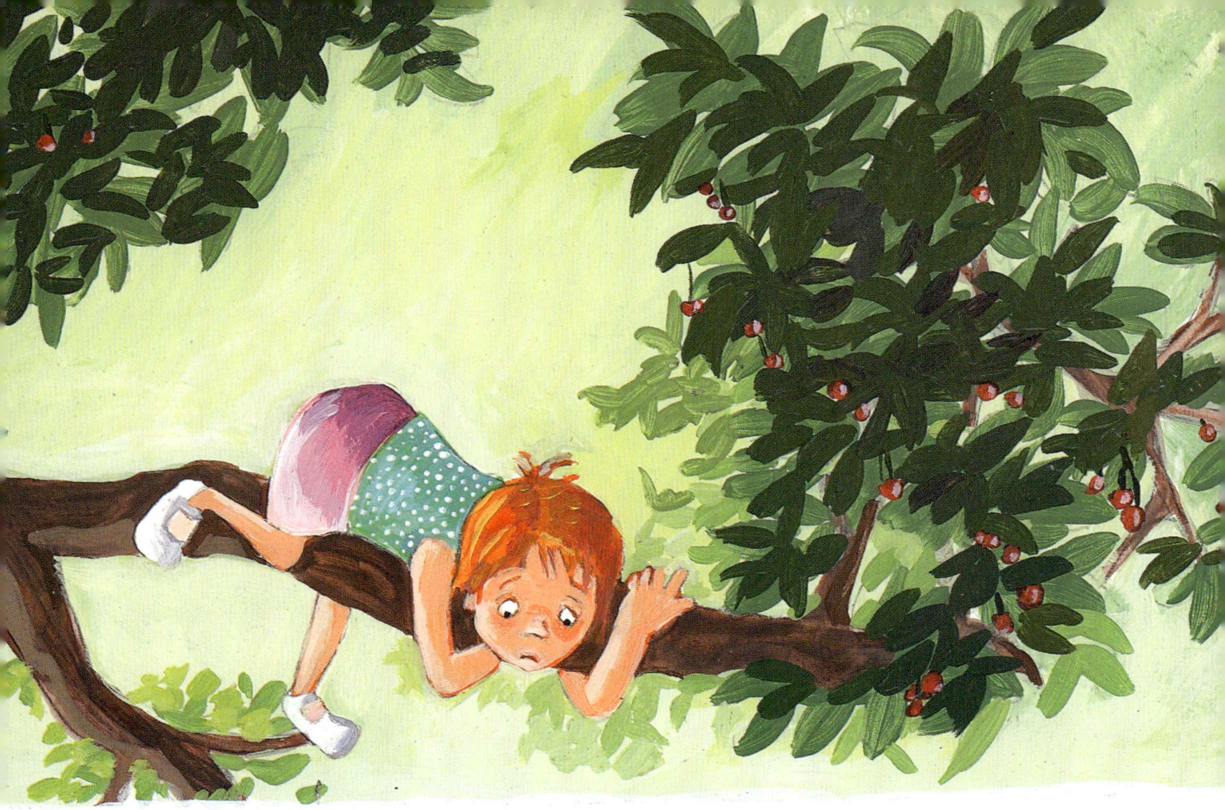

den Fingerspitzen den ganz hohen Baumarm, auf dem Jenny gerade gesessen hat.
»Siehst du mich noch?«, ruft Patricia. »Ätsch! Jetzt hole ich mir selber . . .« Da rutscht ihr Fuß ab. Blitzschnell krallt sie sich an einem Zweig fest. Puh, Glück gehabt, sie steht wieder fest.
»Wo sind denn hier die Kirschen?«, fragt sie.
Jenny lacht laut. »Alle schon in meinem Bauch! Komm wieder runter!«
Wirklich, nicht eine Kirsche kann Patricia entdecken. Und plötzlich ist ihr zum Weinen zu Mute. Warum muss Jenny so eklig zu ihr sein!
Jawohl, sofort wird sie runterklettern und Jenny auch

mal was Gemeines sagen! Aber . . . der nächste Ast unter Patricia ist so weit weg. Ängstlich blinzelt sie nach unten. Ihr Herz macht ein lautes Klopfkonzert. Denn an den blöden Ast reicht ihr Fuß nie im Leben! Der Baum ist inzwischen gewachsen, bestimmt! Beim Raufsteigen war er jedenfalls noch nicht so hoch.

Patricia umklammert den dicken Stamm und wimmert: »Jenny, ich schaff es nicht allein!«

»Schisshase!«, spottet ihre Kusine. »Geh mit dem rechten Bein etwas tiefer. Los, ich helfe dir dabei!«

Welches ist das rechte Bein . . . Patricia nimmt irgendeins und guckt nicht mehr nach unten. Oh weh, nichts als Luft ist unter ihrem Fuß.

»Ein bisschen tiefer«, sagt Jenny.

Patricia beißt die Lippen fest zusammen. Ein Schisshase soll sie sein? Von wegen! Jenny soll das bloß nicht denken. Jetzt! Jetzt erreicht Patricias Schuh einen festen Ast. Sie streckt auch das andere Bein aus und lässt sich langsam hinunter.

Pfff, sicher gelandet. Wieder sucht sie mit einem Bein den nächsttieferen Ast. Da ist er! Und nach ein paar Minuten steht sie auf der Wiese.

Sie schaut Jenny stolz an. Kirschen hat sie zwar nicht mehr erwischt. Aber dafür ist sie ohne Hilfe auf einen riesig hohen Kirschbaum geklettert und ganz allein wieder runter! Jetzt wird sie Jenny aber gleich mal sagen, dass sie eine saublöde Ziege . . .

Aber Jenny lacht sie ja an: »Hier, fang auf! Ich hab noch welche in der Jackentasche!«

Patricia fängt alle Kirschen auf . . .

Vielleicht ist Jenny doch keine saublöde Ziege?, überlegt sie und hängt sich zwei wunderschöne Kirschen-Ohrringe an die Ohren.

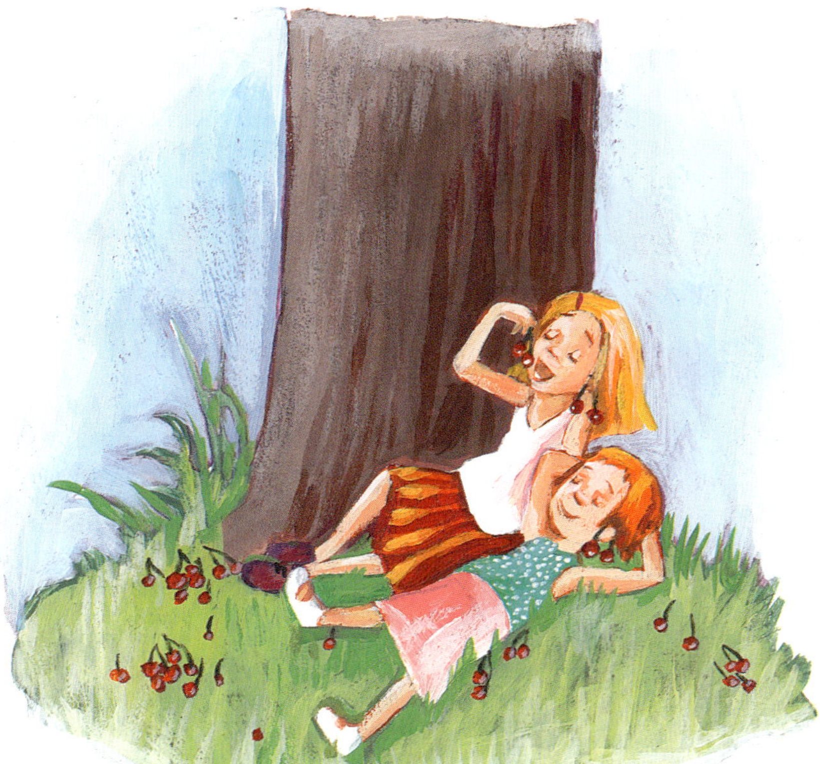

Bei Tante Charlotte

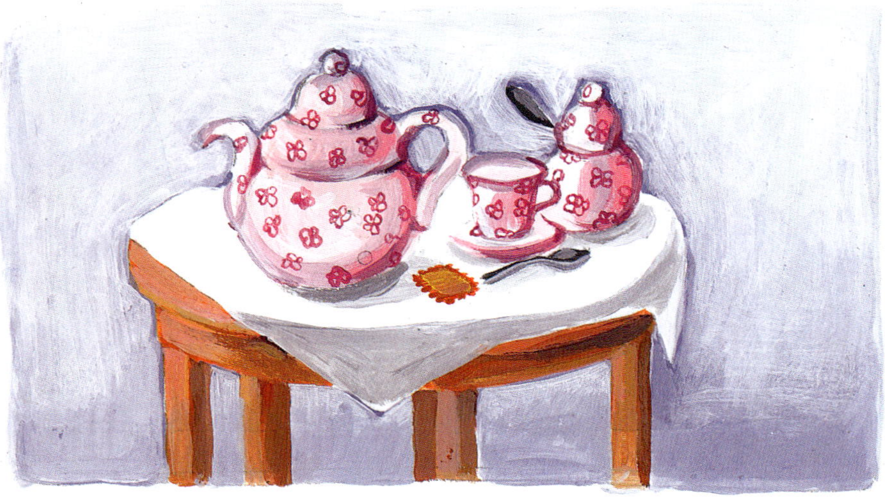

Es war ein Regensonntag. Regensonntage fand Nele nie langweilig. Da konnte sie im Zimmer tausend tolle Sachen spielen. Regensonntage fand Nele nur langweilig bei ihrer Großtante Charlotte. Weil die immer redete und redete und redete, bis Nele schwarz wurde. Und heute war es wieder so weit.

Nele saß mit ihren Eltern bei Tante Charlotte am Esszimmertisch. Tante Charlotte schob Nele ein Stück Ananastorte auf den Kuchenteller.

Hmm, sah lecker aus. Der Teller von Nele würde eins, zwei, drei leer sein. Nur blöd, aufstehen durfte man bei Tante Charlotte erst, wenn *alle* zu Ende gegessen hatten.

Nele war gerade fertig, da fing Tante Charlotte erst richtig an. Langsam pikste sie ein Stück Torte auf die Kuchengabel.

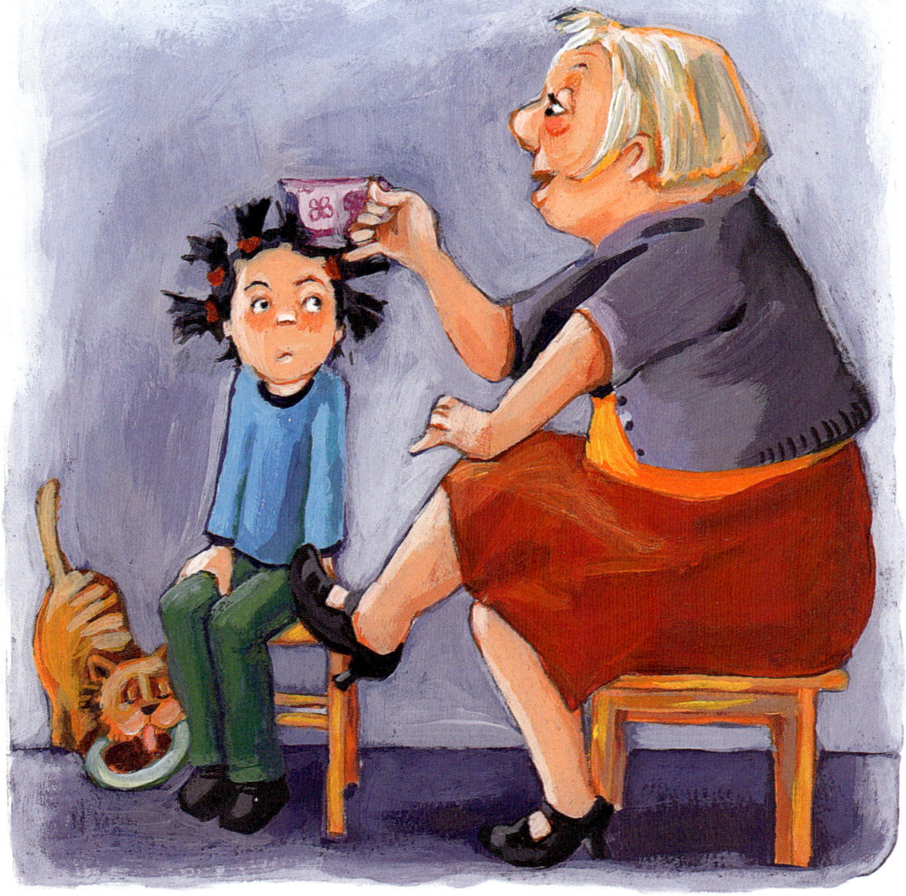

Na los, dachte Nele. Schieb es in den Mund. Ich will endlich aufstehen und was spielen! In ihren Beinen kribbelte es schon. Sie konnte einfach nicht mehr still sitzen.
Doch Tante Charlotte legte die Kuchengabel wieder hin.
»Übrigens, der Herr Buddensiek hat gesagt . . .«
Oje, dachte Nele. Jetzt kommen wieder ihre langweiligen Herr-Buddensiek-Geschichten, die dauern immer so schrecklich lange.
Tante Charlotte erzählte und erzählte. Neles Eltern sagten immer bloß Hm und Ach so. Und Nele gähnte.

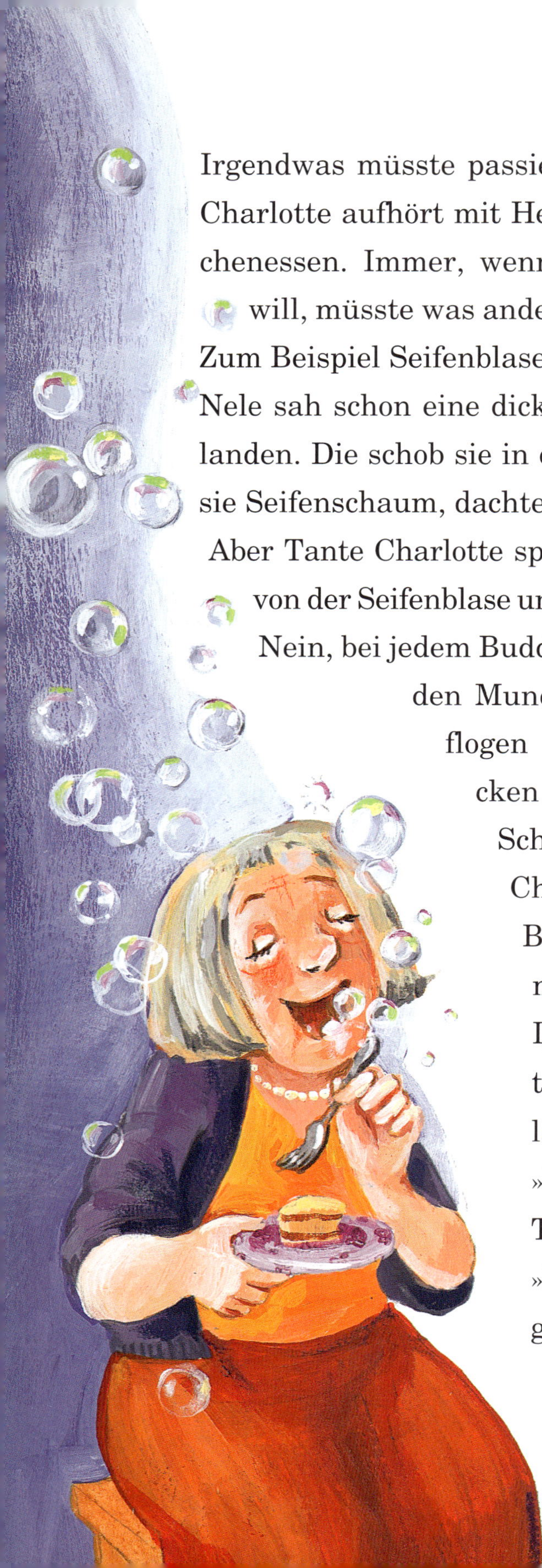

Irgendwas müsste passieren, dachte sie. Damit Tante Charlotte aufhört mit Herrn Buddensiek und dem Kuchenessen. Immer, wenn sie Herr Buddensiek sagen will, müsste was anderes aus ihrem Mund kommen. Zum Beispiel Seifenblasen.

Nele sah schon eine dicke auf Tante Charlottes Gabel landen. Die schob sie in den Mund. Hihi, gleich spuckt sie Seifenschaum, dachte Nele.

Aber Tante Charlotte spuckte nicht. Sie merkte nichts von der Seifenblase und schluckte sie einfach runter.

Nein, bei jedem Buddensiek müssten ihr Fliegen in den Mund fliegen, dachte Nele. Ja, da flogen drei Fliegen, fünf Stechmücken und ein dicker Brummer. Schlupp, waren sie in Tante Charlottes Mund verschwunden. Bssssss, brrrrrummm, ssiiiiiii, machte es da drin.

Igitt, sie steckte Kuchen hinterher und kaute. Nele musste laut lachen.

»Worüber lachst du?«, fragte Tante Charlotte.

»Du hast die Fliegen alle mitgegessen.«

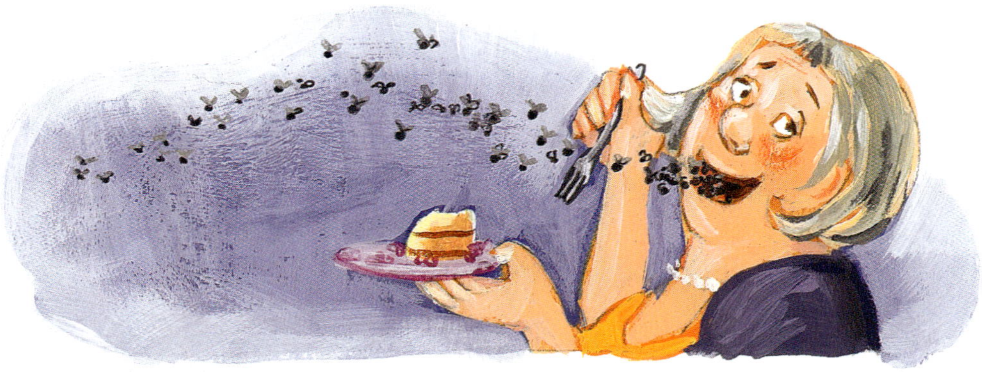

»Waaas?« Tante Charlotte riss die Augen auf. »Welche Fliegen?«
»Die Mücken auch und die grüne Schmeißfliege.«
Tante Charlotte drohte ihr mit dem Finger. »Nele, Nele, du hast wohl Langeweile?«
Da nahm Nele all ihren Mut zusammen und protestierte: »Ich will nicht stundenlang still sitzen, bloß weil du immer vom blöden Buddensiek erzählst!«
Tante Charlotte guckte zuerst erstaunt. Doch dann schmunzelte sie. »Na, du bist wenigstens ehrlich, Nele. Steh auf und guck mal in die unterste Schublade der Kommode.«
Das machte Nele sofort. Und was lag drin? Eine Mundharmonika. Ein alter Stoffhund von Tante Charlotte von früher. Bilderbücher. Und was wohl in dem geschnitzten Holzkästchen war?
Schade, schade, das erfahren wir nicht mehr. Denn die Geschichte ist genau hier zu Ende.

Das Sparschwein

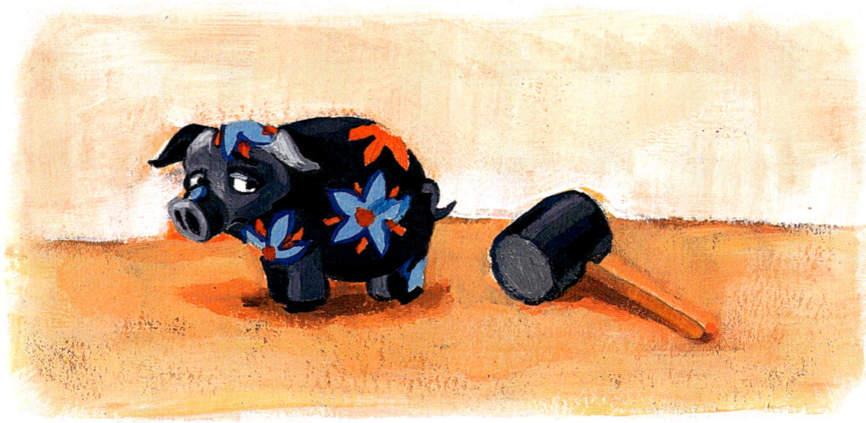

Annika öffnet die Kinderzimmertür. Sie schaut auf den Flur. Niemand ist zu sehen, Mama nicht, Papa nicht, Annikas Schwester Tinka nicht. Nur Boy, der Dackel, ist auf dem Flur. Aber der petzt nicht.
Unter dem Pullover hält Annika nämlich eine dicke Beule fest. Wie ein Ball so dick. Die darf niemand sehen.
Plötzlich muss Annika husten. Und da klappert die Beule.
Leise, leise schleicht Annika über den Flurläufer.
»Psst«, macht sie zu Boy. Der klopft nämlich vor Freude laut mit dem Schwanz auf den Fußboden.
Jetzt wird es ganz schwierig. Annika muss die Beule heimlich ins Treppenhaus tragen. So lautlos, wie eine Schnecke kriecht.

Oje, die Wohnungstür quietscht. Und Boy springt auf, weil er mit raus will.
»Bleib da!«, wispert Annika.
Dann steht sie draußen. Die Tür lässt sie angelehnt. Rasch die Treppe runter und bei Pattsiefers klingeln! Wille macht auf, Annikas Freund. Bei Wille ist außer Wille im Moment niemand zu Hause. Sehr gut! Annikas Augen strahlen. »So, jetzt schlachten wir das Schwein.« Sie holt es unterm Pullover vor. Es ist schwarz mit bunten Blumen und einem Kugelbauch.
Annika und Wille rütteln und schütteln es. Aber es purzelt kein Geld durch den Schlitz heraus. Sie stochern mit einem Messer drin herum. Nur drei kleine Münzen spuckt der Spalt aus, keine einzige mehr.
»Nimm den Stein vom Fensterbrett«, sagt Annika.
»Wirklich?«, fragt Wille.
»Na los!«, sagt Annika.
Racks, kracks! Da haut Wille das arme Sparschwein kaputt.

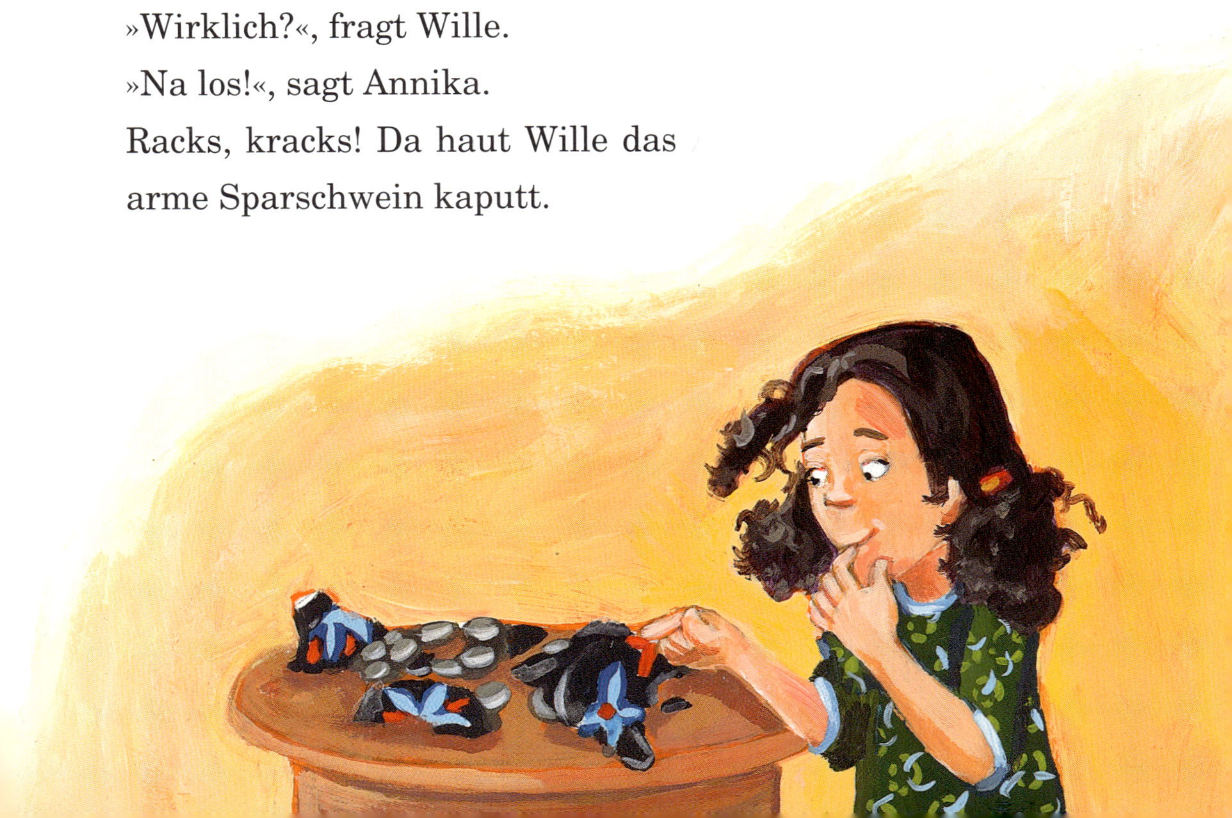

Annika sammelt die Münzen aus dem Scherbenhaufen. Zwei Hände voll!

»Dafür kriegst du bestimmt einen neuen Autospiegel«, sagt sie.

So einen, wie Willes Fußball an Herrn Schmidts Auto zerschlagen hat. Herr Schmidt ist der Hauswart. Und er hat getobt, dass Wille ihn ersetzen muss. Wo Wille doch selber gar kein volles Sparschwein hat.

»Danke«, sagt Wille erleichtert. »Bald gebe ich dir das Geld wieder.«

Als Annika zurück in die Wohnung schleicht, steht plötzlich Mama vor ihr.

»Nanu«, ruft sie erstaunt. »Wo warst du denn?«

»Bei Wille.« Annikas Wangen werden heiß und rot wie Ketschup. Sie hat ein furchtbar schlechtes Gewissen.

»Klammheimlich?«, fragt Mama und runzelt die Stirn.

Da nimmt Annika Mamas Hand. »Kannst du ein Geheimnis für dich behalten?«, fragt sie. »Eins von Wille?«

»Natürlich«, sagt Mama. »Ich bin die beste Geheimnis-Hüterin der Welt!«

Nun flüstert ihr Annika etwas ins Ohr.

Mama nimmt sie in den Arm: »Aber Annika! Da hättest du doch nicht heimlich wegzuschleichen brauchen!«

Annika seufzt. »Aber ich hab mich nicht getraut zu fragen, ob ich Wille mein Gespartes geben darf.«

»Dummchen«, sagt Mama. »Ich hätte es bestimmt erlaubt. Ich hätte meinem besten Freund nämlich ganz genauso geholfen wie du.« Und damit Annika es glaubt, gibt sie ihr einen ganz lieben Kuss auf die Stupsnase.

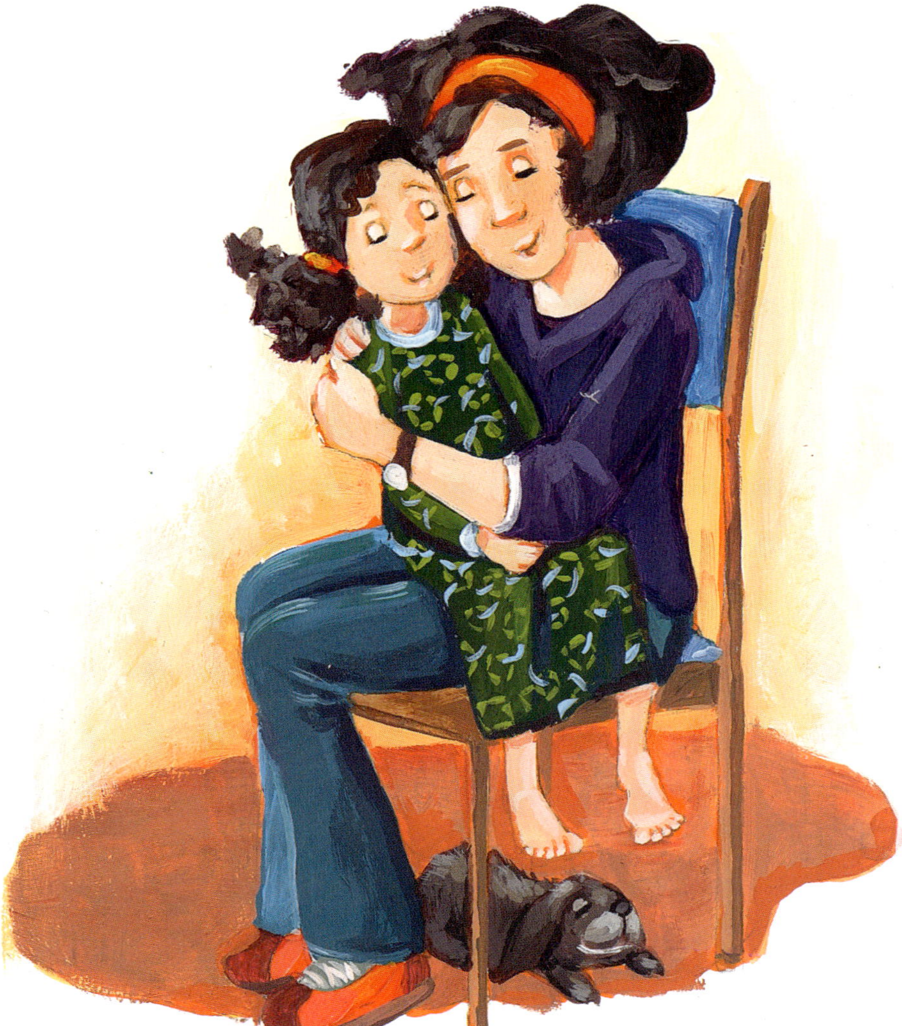

Flugzeug-Fahrstuhl

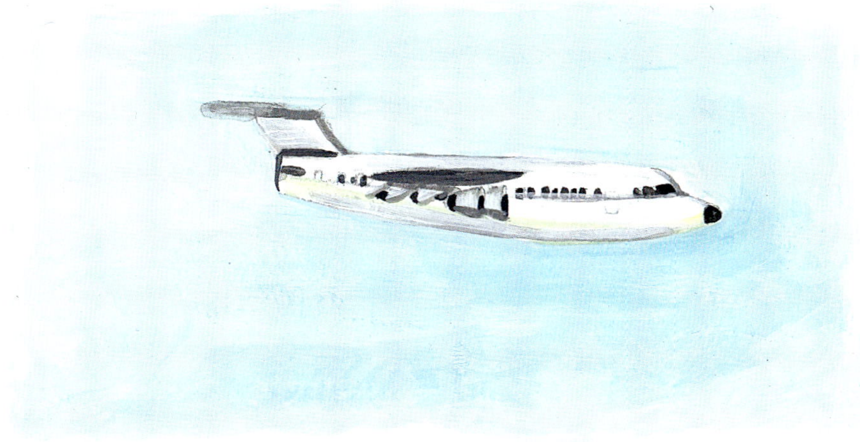

Schorschi fand Flugzeugfliegen toll. Aber Mama fand das überhaupt nicht toll. Mama war eine richtige Angsthasen-Mama. Sie kriegte vor Angst feuchte Hände. Sie klammerte sich am Sitz fest. Sie seufzte andauernd und kniff immer wieder die Augen zu.

»Guck mal, da unten!«, sagt Schorschi begeistert. »Eine supertolle graue Wolkenburg!«

»Oje«, stöhnte Mama und guckte lieber auf ihren Schoß.

»Und da ganz vorne, da wird es schwarz!«, rief Schorschi. »Wir fahren genau in eine schwarze Höhle rein.«

»Das merke ich schon«, jammerte Mama.

Sie hielt sich noch ängstlicher an den Armlehnen fest. Denn jetzt ratterte und wackelte das Flugzeug. Und plötzlich sauste es wie ein Fahrstuhl
ein Stockwerk abwärts.

Darüber musste Schorschi laut lachen, denn es kribbelte so lustig im Magen. Mama griff vor Schreck nach Schorschis Hand. Sie sah ganz blass aus.
Draußen stürmte es. Die Flugzeugflügel zitterten und schwankten auf und ab. Aber alle Passagiere waren festgeschnallt. Sie konnten nicht durcheinander kugeln.
Auf einmal war es, als würde das riesige Flugzeug mit allen Leuten drin vom Wind hochgehoben. Und dann kriegte es wieder einen Absacker.
Schorschi quietschte vor Vergnügen.
Der ältere Herr vor ihm drehte sich um. »Hallo, das wird eine lustige Seereise!« Er reichte Schorschi ein Bonbon nach hinten. »Hier wackelt es ja wie auf einem Schiff.«

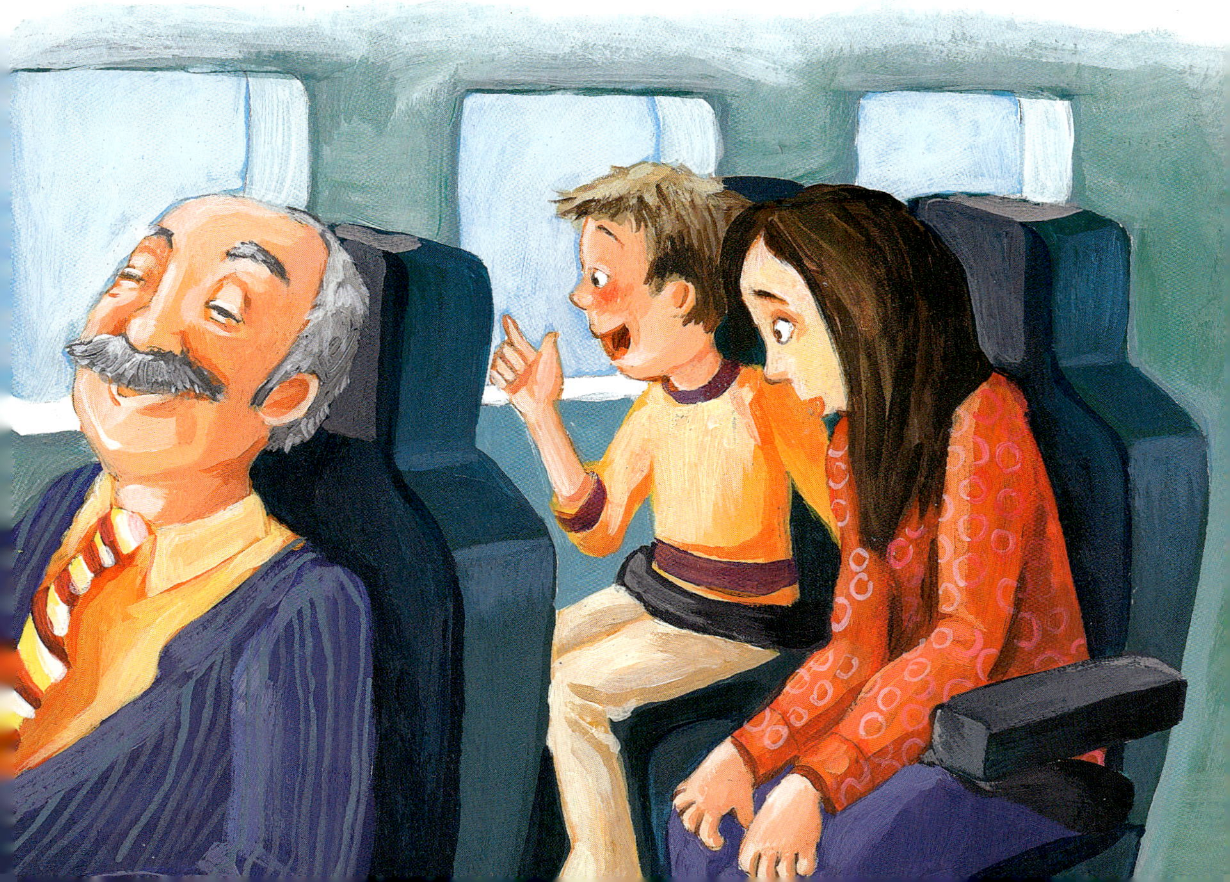

»Danke!«, sagte Schorschi. »Ja, genau wie auf einem Schiff bei Windstärke – ui, wie viel könnten das sein?«
»Mindestens zehn«, sagte der Mann. »Windstärke zehn. Schade, nun hört es schon wieder auf.«
Schorschis Mama lächelte schief und blinzelte zum Fenster.
»Willst du auch mal rausgucken?«, fragte Schorschi. »Oder hast du etwa Schiss?«
»Nein, nein, ich doch nicht«, stöhnte Mama. »Solange ich neben meinem Schorschi sitze, hab ich keine Angst.«
Der ältere Herr drehte sich wieder um und lächelte Mama an. Und dann schenkte er ihr auch ein Bonbon.

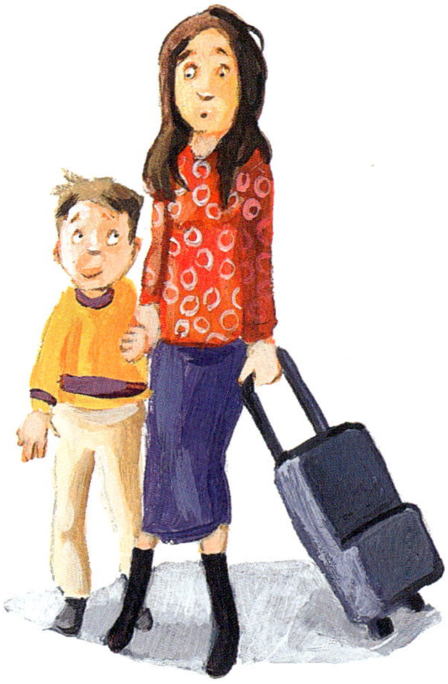